U0110879

 新文京開發出版股份有限公司

NEW
WCDP

新世紀・新視野・新文京 ─ 精選教科書・考試用書・專業參考書

New Wun Ching Developmental Publishing Co., Ltd.

New Age · New Choice · The Best Selected Educational Publications — NEW WCDP

第**2**版

健康產業
創意與創新

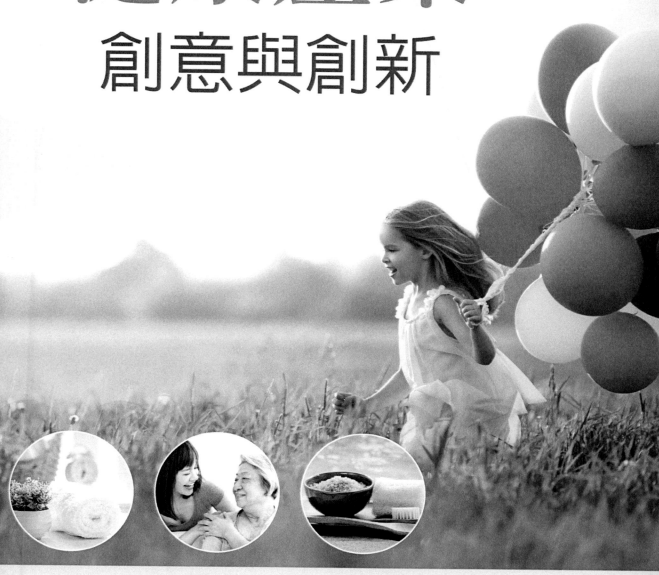

總編纂　許桂樹

編　著　林為森・張碩芳・羅 萱・孫自宜・李宏夫・林指宏・郭彥宏　（按章節順序排序）

國家圖書館出版品預行編目資料

健康產業創意與創新 / 林為森, 張碩芳, 羅萱, 孫
　自宜, 李宏夫, 林指宏, 郭彥宏編著 ; 許桂樹總
　編纂. -- 二版. -- 新北市 : 新文京開發出版股份
　有限公司, 2021.06
　　面 ;　公分

　ISBN　978-986-430-725-8（平裝）

　1.健康醫療業　2.健康照護　3.創意

410.1655　　　　　　　　　　　　　110006463

健康產業創意與創新（第二版）　　　　（書號：B423e2）

總　編　纂	許桂樹
編　著　者	林為森　張碩芳　羅萱　孫自宜　李宏夫　林指宏 郭彥宏
出　版　者	新文京開發出版股份有限公司
地　　　址	新北市中和區中山路二段 362 號 9 樓
電　　　話	(02) 2244-8188（代表號）
Ｆ　Ａ　Ｘ	(02) 2244-8189
郵　　　撥	1958730-2
初　　　版	西元 2020 年 01 月 20 日
二　　　版	西元 2021 年 06 月 20 日

有著作權　不准翻印　　　　　　　　　　　建議售價：260 元
法律顧問：蕭雄淋律師
ISBN　978-986-430-725-8

序 言

　　臺灣已於 2018 年 65 歲以上的高齡人口比例已超過 14%，正式進入「高齡社會」，國家發展委員會推估 2026 年臺灣地區高齡人口比例將超過 20%，亦即每五人之中就有一位長者，目前社會少子女化的現象嚴重，衍生許多高齡健康照護與生活需求問題。隨著平均餘命的增長，人們希望生活的健康又有尊嚴，因此醫療照護不再是唯一的服務需求，長者應保持身心健康，延緩老人失智與生理退化，因此「活躍高齡、健康樂活」的健康促進生活型態成為大多數人重視的議題。

　　另外，由於人口結構改變的社會現象會造成消費型態的轉變，因此未來消費支出將著重在醫療保健、休閒文化、餐飲旅遊與通訊學習，也會帶給建產業巨大的變化，因應社會型態轉變與服務需求轉型，健康產業也需要有創新創意的改革與發展。目前全球市場皆致力於活絡與處促進健康經濟產業，以提供更多元與多樣之服務，來滿足未來逐年成長之健康促進和預防保健市場的需求。政府也極力針對健康促進服務產業發展協助國內業者發展創新服務模式，更由點擴散至線並延伸至面，藉由跨業整合與體驗活動推廣更多健康生活型態提供給國人。

　　本次改版更新部分章節資訊，新增圖片搭配提升內文易讀性。本書集結相關領域學者專家，以創新相關理論為基礎，強化創意思維的訓練養成，引入創意行銷的知識概念，並介紹文化創意產業、溫泉價值創新應用、醫療產業創新實務等健康產業的發展，期盼藉由本書的介紹，能讓更多的讀者能運用創新思維與創意模式參與健康產業的發展，了解高齡社會的需求問題，並嘗試解決問題，以永續發展理念，追求高品質的健康與生活品質。

嘉南藥理大學教務處　教授兼主任秘書

許桂樹

總編纂

許桂樹

學歷： 大同大學機械工程研究所博士

現職： 嘉南藥理大學主任秘書

編著者

林為森

學歷： 美國愛荷華大學(University of Iowa)科學教育
博士

美國愛荷華大學(University of Iowa)生物學碩
士

經歷： 嘉南藥理大學醫務管理系（所）主任

玉山醫務暨健康管理學會／常務理事

現職： 嘉南藥理大學醫務管理系（所）副教授

張碩芳

學歷： 國立成功大學企業管理系博士

紐約哥倫比亞大學醫療政策與管理系碩士

國立政治大學企業管理系學士

現職： 嘉南藥理大學醫務管理系（所）副教授

羅　萱

學歷： 國立中正大學企業管理博士

國立臺灣大學公共衛生碩士（醫管組）

現職： 嘉南藥理大學醫務管理系（所）教授

孫自宜

學歷： 國立成功大學醫學工程博士

國立成功大學醫學工程碩士

經歷： 國立成功大學醫學系博士後研究員

嘉南藥理學院藥學系助理教授

嘉南藥理大學幼保系助理教授

嘉南藥理大學兒童產業服務學位學程助理教授

現職： 嘉南藥理大學老人服務事業管理系助理教授

李宏夫

學歷： 英國瑟瑞大學舞蹈研究所博士

美國加州洛杉機大學分校舞蹈研究碩士

經歷： 雲門舞集職業舞者

嘉南藥理大學文化藝術中心主任

嘉南藥理大學通識中心主任

現職： 嘉南藥理大學休閒保健管理系（所）副教授

林指宏

學歷： 國立成功大學基礎醫學研究所博士

經歷： 嘉南藥理大學休閒保健管理系主任

嘉南藥理大學民生保健發展中心主任

臺南中小企業服務團觀光產業服務分團副團長

臺北市溫泉湯花多元發展計畫顧問

現職： 嘉南藥理大學觀光事業管理系（含溫泉產業研究所）副教授

中華民國溫泉觀光協會學術顧問

郭彥宏

學歷： 國立中山大學資訊管理學系博士

高雄醫學大學公共衛生學研究所碩士

經歷： 嘉南藥理大學醫務管理系講師

現職： 嘉南藥理大學醫務管理系（所）助理教授

目 錄
CONTENTS

創意創新的定義與內涵

編著者：張碩芳

📖 前　言

　　本章期望能使讀者了解創意與創新的定義、內涵、原則、商業模式與發生要件等，進一步引發讀者對於創意與創新的想像和興趣。

　　創新與創意幾乎是二十一世紀最火紅時興的詞彙，他們某種程度意味著潮流、機會、價值、獲利，甚至是成功。創新與創意似乎有著神奇的魔力。過去創新與創意輝煌歷史的代名詞為 3M 企業－其痘痘貼、便利貼、無痕掛勾、隔熱紙等商品靠著創意小兵立大功，低製造成本高報酬，為企業創造極大的產值。如今，比特幣讓實體錢幣隱身！特斯拉(Tesla)讓汽車拋棄繁複的儀表板、昔日的引擎蓋之下是空空如也的收納箱！所謂創新與創意更可能是新型商業模式。例如：傳統媒體逐漸被網路新媒體所取代；透過即時無遠弗屆的網路傳播，素人可能快速變成明星！這些創新與創意透過網路平臺與社群媒體的推波助瀾，使技術與人才快速地全球流動，因此舉凡商品、服務模式、經營管理、通路平臺、政策傳播甚至是選舉手段，創意與創新的概念在各行各業無所不在而且像是一帖良藥解方，積極地被探尋著。

　　以宏觀而論，創新是國家政府保持競爭優勢、追求永續成長的動力、也是人類社會進步重要的因素之一。例如：工業科技的創新即曾為英國的經濟發展帶來經濟效益，賈伯斯發揮在蘋果電腦的創新與創意更為美國建造一個難以取代的高科技時尚王國，馬斯克更發想讓人類到火星旅行。

　　然而，任何看似新穎的發想，是否都代表著創意與創新？突如其來的念頭是否可能只是一閃而過無法成形的泡沫？創意存在極大的不確定性，意味高風險，難免出問題或失敗。但弔詭的是不冒險就無從造就偉大的創新。因此如何知其所以然，尋找正面創新與創意潛力？創意與創新二者的內涵有何不同？有何發生要件與模式？本章帶領讀者探究創意與創新的定義與內涵。了解其意義與關鍵因素方能真正發揮創意的潛能，達到成功的創新。

1-1　創意(Creativity)

世人皆云創意為創新的要件。然而，何謂創意？

創意，或稱創造力，指的是超越界限，跳脫現有框架，重新定義事物和事物之間的關係。創意可以增進價值和意義，化腐朽為神奇。創意常以直覺為基礎。有賴於內在的動機、本身的熱情、靈感和知識。

創意的內涵包括以下：

1. 創意是對傳統或文化的再詮釋，

2. 創意是舊元素的新組合，

3. 創意是對標準或定義的超越。

哈佛商學院教授 Amabile 曾針對創意進行了一次大規模研究，以質性研究田野調查的方式，挑選了分別來自消費性產品、高科技與化學產業，238 位從事與創意工作相關的員工，請他們詳細記錄每天工作的情形以及環境，然後透過 email 回傳給她進行資料的歸納與分析。結果發現真正影響創意發揮的因素包括以下三點：

1. 工作的環境是否支持、重視，以及有助於創意的發揮？

   例如：管理高層對於創新的支持就是非常重要的因素。

2. 工作內容是否是自己的興趣所在？

   當人們真正在乎自己的工作，而且可以完全發揮自己的專長時，就是最有創意的時候。

3. 工作要求是否符合員工本身的能力程度？

   如果工作要求超出員工的能力範圍之外，就會感到挫折；如果能力要求過低，就容易覺得無聊。兩種情況都無助於創意的發揮。

創意的本質可以歸納為兩類：認知本質—流暢力、變通力、獨創力、精密力，情意本質—敏覺、冒險、挑戰、好奇。

創意的起源還包括以下：

1. 靈感：創意來自神聖的靈感。

2. 意外：創意跟隨著幸運的意外而發生。例如：盤尼西林。

3. 關聯：創意發生於某個領域應用於另一個領域的程序，可利用水平思考和腦力激盪訓練而產生。例如：古柯鹼用於麻醉劑。

4. 認知：創意經由辨認、推論和理解產生。例如：愛迪生進行各式研究才發明燈泡。

5. 天賦：創意是某些人具有的特殊能力和天賦。

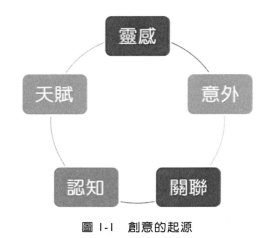

圖 1-1　創意的起源

　　基於以上，創意和天賦、好奇心、靈感和機運有相當的關聯性。然而在資訊快速更迭的今日，直覺式創意已無法即時滿足大眾對於創意的需求，與他人創意公平競爭，「站在巨人的肩膀上」—將某個創意加以發揚光大，才是今日創意產業的趨向。因此每個人透過適當的訓練都可以激發創意的本能。對於企業而言，如何培育具有創意的人才則是未來的挑戰。

1-2　創意的產生

　　為了有效地把握創意的目標和方向，促進想像的具體成形，若干學者提出了創意思考產生的方法。以下介紹幾種重要方法—奧斯朋檢核表、奔馳法、創意十二訣，以及化負面為正面的練習。

一、奧斯朋檢核表

　　腦力激盪之父哈佛大學教授奧斯朋(Alex Faickney Osborn)提出了檢核表法─「奧斯朋檢核表」是現在所有檢核表中，最常用及最受歡迎的。它亦被譯成「檢查單法」、「對照表法」、「意念檢核術」，也有人稱它為「分項檢查法」。檢核表法實際上是一種多路思維的方法，發想方向主要有九大項。在九大項下，使用者再依行業、產品、或探討主題的不同，展出更多檢核問題，再逐一回答，以助構想出更多改良或創新的方案。如此不僅有利於系統和周密地思考問題，使思維更帶條理，也有利於較深入地發掘問題和有針對性地提出更多的可行的發想。

（一）奧斯朋所提出的檢核表九大方向

1.　Put to other uses？有無其他用途？

　　現有的物品特性，如發明、材料、方法等，有無其他用途？保持原狀不變能否擴大用途？若稍加改變，有無不同的用途？

2.　Adapt？能否改編想法？

　　能否從別處得到啟發？能否借用別處的經驗或發明？外界有無相似的想法，能否借鏡？過去有無類似的產品可供模仿？現有的產品或發明能否引入其他的創造性發想之中？

3.　Modify？能否修改原物特性？

　　現有的物品是否可以作某些改變？改變一下會怎麼樣？能不能修改原物的特性？如：改變意義、顏色、運動、樣式、類型等。

4.　Magnify？能否擴大或增加？

　　現有的東西能否擴大使用範圍？能不能增加一些東西？能否添加部件、拉長時間、增加長度、提高強度、延長使用壽命、提高價值、加快轉速？可否增加些什麼？

5.　Minify？能否縮小？

　　縮小一些怎麼樣？可否減少些什麼？如：更小、更低、更短、更輕等，或是進行分割。

6. Substitute？能否用其他取代？

可否由別的東西代替，由別人代替？用別的材料、零件代替，用別的方法、工藝代替，用別的能源代替？可否選取其他地點？能不能以其他東西取代？如：採用其他材料、製造程序，或其他地點等。

7. Rearrange？能否重新安排？

從調換的角度思考問題。能否更換一下先後順序？可否調換元件、部件？是否可用其他型號，可否改成另一種安排方式？如：調整型態或布局？是否可以改變流程？

8. Reverse？能否反轉？

從相反方向思考問題，透過對比也能成為啟發想像的寶貴源泉，啟發人的思路。例如：倒過來會怎麼樣？上下是否可以倒過來？左右、前後是否可以對換位置？裡外可否倒換？正反是否可以倒換？是否可以顛倒流程？是否可以角色互換？可否用否定代替肯定？

9. Combine？能否重新組合？

從綜合的角度分析問題。組合起來怎麼樣？能否裝配成一個系統？能否把目的進行組合？能否將各種想法進行綜合？能否把各種部件進行組合？能不能重新組合？如：是否可以將其他目的、觀點、想法組合起來？

二、奔馳法(SCAMPERS)

美國心理學家艾伯爾(Robert Eberle)參考了上述奧斯朋的檢核表，提出一種開展創意的思考法，稱為「奔馳法」(SCAMPERS)。奔馳法一共有七個改進或改變的思考構面：替代(substitute)、結合(combine)、調整(adapt)、修改(modify)、其他應用(put to other uses)、消除(eliminate)與重整(rearrange)。

1. S = Substitute（替代）：是否有取代原有功能或材質的新功能或新材質？

2. C = Combine（結合）：哪些功能可以和原有功能整合？如何整合與使用？

3. A = Adapt（調整）：原有材質、功能或外觀，是否有微調的空間？

4. M = Magnify/Modify（修改）：原有材質、功能或外觀，是否有微調或更誇大的空間？

5. P = Put to other uses（其他應用）：除了現有功能之外，能否有其他用途？

6. E = Eliminate（消除）：哪些功能可刪除？哪些材質可減少？

7. R = Rearrange（重整）：順序能否重組？

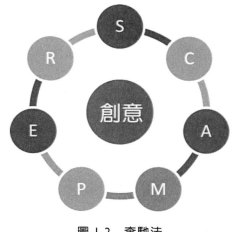

圖 1-2　奔馳法

三、創意十二訣

國內學者張立信等依據檢核表法的原則，創出十二種改良物品的方法，概要如下：

1. 增添、增強、附加（加一加）：某些東西可以添加什麼？或如何提高其功能？

2. 刪除、減省（減一減）：某些東西也許可以減省或除掉什麼？給人耳目一新的感覺。

3. 擴張伸延（擴一擴）：令某些東西變大或加以擴展。

4. 壓縮（縮一縮）：縮細、縮窄、壓縮某些東西或物品。

5. 改良（變一變）：改良某些東西從而減少缺點。

6. 變換、改組（改一改）：改變某些東西的顏色、氣味、排列順序等。

7. 移動、推移（搬一搬）：將某些東西搬移到其他位置，或許有某些用處或功效。

8. 模仿（學一學）：學習或模仿某些事物，移植或引用某些別的概念或用途。

9. 替代（代一代）：有哪些東西可以更換或替代。

10. 連結（聯一聯）：把某些東西連結起來或加入另一些想法。

11. 顛倒（反一反）：將某些東西前後上下裡外橫直顛倒一下產生煥然一新的效果。

12. 規定、設限（定一定）：將某些事物加以限定或規定，從而可以改良事務或解決問題。

四、化負面為正面的練習

人人皆知危機即是轉機。那麼，負面缺點是否可能轉化成正面的創意？

以下是負面轉為正面的練習。

試問：

1. 這項產品有何缺點？最大的缺點為何？

2. 哪個缺點使你不想購買此產品？哪個缺點會讓目標客群倒胃口？這項產品哪裡可笑？

3. 如果產品體積龐大、笨重，問自己這些缺點是否也有好處？

應該試著將缺點轉化成優點，然後變成「賣點」！

也可以從三面向分析缺點：

1. 從別人的角度研究問題。哪些人會認為這項產品的缺點是優點，或具有效益？

2. 哪種環境能賦予產品及其缺點全新而有趣的意義？

3. 如果環境改變，產品的缺點是否能產生好玩的新意義？

可以在產品上面新增東西，賦予該產品及其缺點全新而有趣的用途。

五、團隊的力量

除了以上學者提出的方法之外，激發創意發想的新趨勢為「團體創作」，也就是強調團隊的力量。閉門造車或是私傳秘方在現今資訊知識流龐大的大數據

(big data)時代早已不符時宜。知識分享才是力量。團隊成員絕非創意的競爭對手，而是下一個靈感的來源。運用別人的創意來激發自己的聯想，或者挑選他人創意加以發展，再將創意交回給團隊成員。你來我往激發創意。每一回合的來往，都可能激發意想不到的火花。

「你有枚硬幣，我也有枚硬幣，如果彼此交換，只要你拿到我的硬幣我拿到你的，雙方都沒有好處。但如果你有個創意，我也有個創意，我們交換了創意以後，雙方的創意都增加了一倍。」(A.S.Gregg)

1-3　創新(Innovation)

創意僅僅是創新的起點，創意需經過成功的商品化與市場化的過程可能產生創新。許多管理大師皆曾提出對於創新的看法：

經濟學者熊彼得(Joseph A.Schumpeter)提出創新即是「生產要素的重新組合」，改變其產業功能或是產品組合方式，以滿足市場需求、創造利潤。

彼得杜拉克(Peter Drucker)認為，創新的考驗不在於新奇性與科學內涵，而是在於推出市場後的成功程度，能否為大眾創造新價值。

大前研一認為凡是在所有經營領域中未曾有過的思考方法或作法，皆可納入創新的範疇。國內劉常勇教授則提出創新是一種可以使企業資產再增添價值的活動。

創新也可說是一種價值信念，它包含技術(technology)創新與管理(management)創新，更可以同時融合兩者；藉由資訊科技等技術，將創意具體化，技術的創新可以創造出特殊的產品、技術、服務，而管理的創新則可以將新的想法融合於流程、組織政策等之中，創造更有效率的管理模式以及更有價值的商業模式。

簡言之，創新(Innovation)是將新的概念(Concept)或想法(Idea)轉化成有價值的產品或服務的過程。創新應具有以下特質：

1. 是一種理念、想法。

2. 需經過技術創新或管理手段，將創意轉化成產品、服務、流程等。

3. 不論是無形的的服務、流程、政策，或有形的商品、設備等，都是創新的應用層面。

4. 最終目的是創造利潤，是市場導向的。

1-4 創新的類型

　　由於創新對於組織維持競爭優勢影響甚鉅，相關研究頗多，而學者們紛紛基於不同的創新特質提出不同的創新類型。以下整理出依據創新的內容、創新的幅度、創新的地域等分類的創新類型。

一、熊彼特的五種形式創新

　　熊彼特以生產要素的觀點提出五種形式的創新：

1. 產品創新：創造一種新的產品或產品的某種新特性。

2. 技術創新：採用一種新的技術或製程生產產品。

3. 市場創新：開闢一個新的市場。

4. 資源創新：採取某種新的原物料或半製成品的供應來源以用於生產製造。

5. 組織創新：將組織採用新的管理方法或組織結構，實現新的組織或市場形態，使發揮更大效益的創新活動。例如：管理體制的變革，由集權走向分權；或是市場型態的轉變，取得某種壟斷地位，或打破某一壟斷地位等。

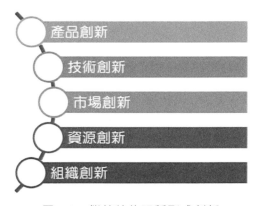

圖 1-3　熊彼特的五種形式創新

二、Abernathy & Clark 的兩大類型創新

Abernathy & Clark 認為創新的內涵主要分兩大類型：

1. 產品創新：指組織提供的商品創新。

2. 製程創新：產品被生產和運送的方式，或經營模式的創新。

三、克里斯汀的持續性／破壞性創新

哈佛大學教授克里斯汀 (Christensen) 在《創新的兩難 (Innovator's Dilemma)》一書中提到，創新依照其與既有產品的連續性可以分為：

1. 持續性創新(sustaining innovation)：將既有的技術持續按步驟改善與升級。此又包含不同程度的創新：

    (1) 漸進式創新(incremental innovation)：連續或持續地將產品、服務或製程作小幅度改善。例如：每次智慧型手機改款即是漸進式創新。

    (2) 突破性創新(radical innovation)：不連續的、激進式或革命性的將整體產業造成影響，帶動產業整體革新。例如：特斯拉(Tesla)是世界上第一家採用鋰離子電池的電動車公司，其創新程度已經顛覆傳統電動車產業。

2. 破壞性創新(disruptive innovation)：以全然不同於主力市場要求功能的差別化因素對產品、製程或經營模式作出顛覆性的改造，以更便宜、更便利、更簡單的產品提供給新顧客。例如：iphone 把 Nokia 等傳統手機打敗，而且創造出新的手機功能。

此法被視為後發企業超越先發企業的方法。因此，克里斯汀認為企業應該花 80%在持續性創新以維持既有競爭力，剩下時間留給破壞性創新，以求企業的突破性發展。

四、依不同發源地域歸納的封閉式／開放式創新

企業創新依照其發源地域可歸納為封閉式(closed)創新和開放式(open)創新：

1. 封閉式創新：封閉式創新指企業的創新是來自於組織內部的發想，例如：組織成員的討論或研究等而形成。多數企業會成立內部研究發展部門(R&D)從事封閉式產品的研發與創新。

2. 開放式創新：開放式創新是指公司利用組織外部的想法進行創新、拓展科技，或者與合作夥伴一起創新，分享風險，共享獲利。在此模式之下知識不再是公司的獨立財產，而是員工、供應商、競爭者或大學共有的。

　　由於市場環境瞬息萬變，企業須按照局勢的不同，及時修正策略與企業布局，進而讓組織更有能力存活於市場之中。因此企業不能與外部資源隔絕，要能與外界保持互動，進而為公司產品提供更多附加價值。提出上述分類的Chesbrough(2003)認為世界上充滿了知識，因此除了組織內部創新之外，有時並不需要完全依賴內部進行研發，而是將創新的要務透過合資、專利等方式授權給其他外部組織。因此封閉式創新和開放性創新不應論優劣，而應隨著組織內外部情勢變遷而靈活運用、調整比例。

1-5　創新的產生與要件

　　創新的產生有以下要件：

1. 分析機會來源

　　創新者必須分析所有的機會來源。分析在不同的情境中，例如：不同的時間、空間、地點、重要性之下可能產生的創新思考。

　　管理學大師彼得杜拉克提出創新有七個機會來源(the seven sources of innovative opportunities)，其中意外事件、狀況不一致、程序所需，以及產業和市場結構改變屬於內部機會來源；而人口結構改變、認知改變以及新知識則屬於外部的創新機會來源。

來源 1　意外事件 Unexpected

　　最簡單的創新機會來源就是出乎意料的事。

　　意外的成功或失敗，都能成為創新的機會來源。例如：為醫院設計的實驗儀器卻在大學實驗室獲得意外的成功。

來源 2　狀況不一致 Incongruities

　　實際狀況與預期狀況之間的差異。不一致代表著某種基本的錯誤，然而這種錯誤卻代表著創新的機會。

例如：臺灣的醫療環境和健保支付制度造成中小型醫院經營困難，管理者須謹慎評估每個單位的獲利情形，也因此發現洗腎、呼吸治療、麻醉等醫療單位不符成本效益原則。此一窘況卻也造成醫院和醫療儀器、甚至麻醉科之間策略聯盟的創新合作模式，醫院相當程度將此些部門外包，創造雙贏。

來源3 程序所需 Process need

創新其一來源是「需要」。此一創新專注於工作本身而非狀況。它使既有程序獲得改善，更臻完美。

例如：一個小型民宿或旅店缺乏人手解決被單清洗等程序，若將洗衣機與烘乾機置於櫃檯後方的房間，櫃臺人員即可利用處理住房的空檔時間整理被單。在人滿為患的急診室，為了使病患都能獲得最有效率的處置，「急診檢傷分類」因而產生，前往急診看診的病患不再是先到先看診，而是以病情的嚴重度來決定看診的次序，這樣才能運用適當的人、時、地及醫療資源，及時挽救重症者的生命。

來源4 產業和市場結構改變 Industry and Market Structure Change

產業和市場結構有時會穩定很長的時間，但這些結構，可能在一夜之間風雲變色或瓦解。這樣的改變，也可能是創新的天大機會。

類似的情形，也發生在美國的醫療業，產業結構的改變，為美國醫療機構帶來大量的創新機會。過去 10~15 年間，全國各地創立了許多獨立的外科或心理診所、急救中心及醫療保健組織。

當 YouTube、Facebook、Twitter 等網路媒體迅速取代傳統媒體而成為新的傳播平臺，相較於廣播、電視、報章雜誌等傳統媒體，新媒體變化迅速，具有高度互動性與即時性、海量資訊及共享性的媒體形式，因而近來的網路頻道自媒體 YouTuber，或者是網路直播等，都比傳統媒體更吸引年輕使用者。在此衝擊之下，若忽視或排斥新媒體的崛起與優勢，傳統媒體勢必遭受淘汰。對傳統媒體而言，應思考如何迎接新媒體平臺，利用網路的社群平臺，與傳統媒體如電視等交替和互補，成功的整合，達成很具力量的加乘效果。

來源5 人口結構因素 Demographics

在創新機會的外部來源中，人口結構是不可忽略的變動。決策者經常忽略人口結構，而善用人口結構改變的創新，報酬率最高而且風險最低。

例如：高齡化和少子化社會產生新的市場需求，長照服務方面居家服務、日間照顧、家庭托顧、營養餐飲、交通接送、長照機構服務、居家護理、居家及社區復健、喘息服務；健康保健如保健食品、餐飲、健康器材、藥品等，結合資訊科技如平板及穿戴裝置、物聯網技術的智慧型行動醫療，都市計畫和建築業如養生村以及樂活養生居住宅等。管理者若能利用既有技術與顧客等資源，巧妙連結人口結構變化的新需求，將可掌握獲利穩健的創新。

來源 6 認知改變 Changes in Perception

杜拉克以「這杯水半滿」和「這杯水半空」都描述同一種現象為例，說明認知造成意義大不相同。如果可以改變經理人的想法，讓他們對一杯水的看法從半滿變成半空，就能開啟很大的創新機會。

過去醫院的候診時間往往是忐忑或乏味的，然而醫療行銷的觀念崛起，將候診室放入相關衛教影片或醫療新知講座，不但可以使病患渡過無聊的候診時間還能獲得醫療健康知識，省下待會診間護理師和醫師的衛教工作，並有助於日後療程更順利的配合。另一方面，為了歸鄉、商務或旅行而乘坐船隻航行，也是備感枯燥難耐，然而創新規劃的郵輪旅遊行程、把吃喝玩樂集中在郵輪上，將航程不再是航程，而是旅遊本身，則開啟更嶄新的旅遊商機。

來源 7 新知識 New Knowledge

以知識為基礎的創新是創業家的「超級巨星」。細數名垂青史的創新活動，不管是科學面的創新、技術面的創新，或是社會面的創新，只要是以新知識為基礎的創新，往往就享譽極高。人們口中所謂的創新，往往指的就是以知識為基礎的創新。

然而以知識為基礎的創新風險極高。有名的例子：電漿技術—電漿電視，一開始電漿電視受到市場萬分矚目，但受限於「不適合往小尺寸走」、「技術集中在日本」等等原因，只能曇花一現功敗垂成。

2. 同時具備概念性和感知性

創新者不應關在學術研究的象牙塔，應該走進實務與田野去觀察、探詢和聆聽。成功的創新者應該左右腦並用，先分析什麼樣的創新才能滿足某個機會，然後再出去觀察潛在使用者，研究他們的期望、價值觀和需要。

3. 簡單且聚焦

　　創新獲得的最高評價就是聽到人們說：「這太簡單了，為什麼我沒想到呢？」即使是開創新使用者和開發新市場，也應該朝向明確、而簡單的設計來發展應用。過於複雜的設計，有時反而很難補救。

4. 從小處著手

　　有效的創新往往一開始只是設法做好某件特定事項，而不是有什麼鴻圖大志。然而專注於小創新，可能帶來大突破。堪稱創意產業的皮克斯(Pixar)其創辦人暨執行長卡特莫爾(Catmull)認為長方形的會議桌會不利於產生創意，因此皮克斯就把長方桌換成了正方桌。小小的改變可能帶來極大的效果與意想不到的創新、甚至產值。

5. 立定下遠大的目標

　　沃爾瑪(Walmart)創始人沃爾頓曾說：「高期望是成就每件事的關鍵。」以日產汽車(Nissan)為例：營運長志賀俊之(Toshiyuki Shiga)設下了「日產汽車在交通事故中不得發生嚴重或致命傷害」的「零事故」願景。一開始，業界與律師皆十分不樂見如此「宏大」的志向以及幾乎無法達成的目標。因此，為了讓公司能確實達成零傷亡的目標，日產不得不以不同的思考角度，來看待創新與產品開發。首先，它開發避免汽車相撞的技術；另一方面，它也促使行銷發揮創意，企圖改變所有人開車的方式。例如：該公司的「紅拇指」(Red Thumb)活動鼓勵大家佩戴紅色指圈，提醒自己開車時別傳手機簡訊等。

6. 管理階層的支持

　　管理者對於創新的支持，包括建立創新的文化和獎勵制度是創新成敗的重要關鍵。3M 創新文化的創新文化廣為人知：其 15%原則即是讓員工自由運用15%時間從事個人感興趣的研究培養創新潛能。制度面，他規定新產品需占總營業額 10%，並建立獎項褒揚內部創新者。此皆為管理者支持創新的具體表現。

1-6 創新採用的過程

創新的過程如下：

1. 偵測外部環境變化與相應的機會

確認市場的變化與需求與組織之技術能力能否相符，將創意轉化為可行的設計概念。

2. 評估與選擇機會

蒐集市場資訊、評估市場機會，選擇對於企業最適的創新機會。

3. 投入資源

投入相關人力物力等資源，將現有的技術問題解決，致力於技術的發明與技術能力的擴散。

4. 執行創新活動

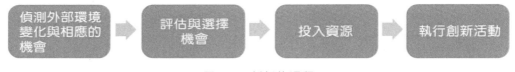

圖 1-4　創新的過程

儘管創新過程相似，然不同的產業在創新活動的內涵有很大差異。例如：生物製藥種研發創新與技術專利，民生消費用品則著重市場需求。

在人類發展史上，創意與想像力是人類能力的試金石，人類依靠想像力與創意征服世界。對於企業來說，自從彼得杜拉克提出「不創新，即滅亡(Innovate or die)」的觀點後，創新成了企業日以繼夜追求的目標之一。

創意是創新實踐的基礎條件。但光有創意可能僅僅是曇花一現徒留遺憾，創意必須經過篩選、開發和商品化，產生獲利能力。總之，創新不是天才的專利。系統性的創新和其他值得努力的事情一樣，除了天分、獨創和知識，需要勤奮努力、焦點集中、與目標清楚的行動，方能成功！

問題與討論

1. 創意和創新有何不同？有何關聯？
2. 創意是如何產生的？
3. 創新可以如何分類？
4. 關於休閒健康產業的創意發想，你會從哪些方面著手？
5. 休閒健康產業有哪些成功的創新？
6. 創新有哪些機會來源？
7. 創新的過程為何？
8. 試著描述一個你最欣賞的創新故事。

參考文獻

王鴻祥（譯）(2006)。**創新、設計與創意管理**（原作者：Bettina con Stamm)。
　　臺北市：六合出版社。

李宗儒(2017)。**創業管理理論與實務：非知不可的幸福創業方程式（第三版）**。
　　新北市：全華圖書。

陳瑜芬、劉家樺(2011)。**創新管理**。臺中市：滄海書局。

陳龍安(2005)。創造思考的策略與技法。**教育資料集刊**，201-265。

Chesbrough, H.W. (2003). *Open Innovation：The new imperative for creating and profiting from technology.* Boston：Harvard Business School Press.

Drucker, P. (2014). *Innovation and entrepreneurship.* Routledge.

Osborn, A.F. (1963). Applied Imagination, 3 rd ed. N.Y.：Scribner's Sons

Eberle, Bob (1 January 1996). *Scamper：Games for Imagination Development.* Prufrock Press Inc.

Winston, A. (2015). *The Ambitious Business Goals Aiming to Change the World, Feb 05, 2015.* Harvard Business Review.

創意思考技巧與方法

編著者：羅 萱

前言

未來 10 年，當自動化趨於自動化，

有一種新的技能會空前搶手：創意思考

-----美國軟體富豪庫班 Mark Cuban

下一個紀元，人工智慧將充斥社會每個角落，屆時一般邏輯思考或許會成為擁有精密演算法與資料庫的人工智慧系統的工作，而創意思考的一部分也有可能會被人工智慧所取代。

然而，我們的社會時時刻刻都會出現層出不窮的新問題，需要新點子或創意去解決它。我們是否有能力想出演算法和資料庫都算計不到的點子，將成為我們價值所在。因此，在人工智慧時代更必須鍛鍊創意思考的能力。這代表為了保住飯碗，每個人都需要仰賴創意性的智慧，懂得彈性思考或不同於標準作業程序的方式來解決問題。

然而，我們往往會遵循根深蒂固的框架，去思考各種問題，思考模式就越來越僵化。江上隆夫為 KOKOKARA 董事長、品牌顧問與創意總監，在他《從天而降的創意思考法》書中，指出要跳脫思考框架，需要集中精神，全神貫注在某一主題或問題上，縮小範圍運用多次的邏輯思考的方式解決問題，以建構出跳躍式的思考或導出敏銳的直覺。他認為有三個祕訣可以幫助人們創意思考，也就是激發創意思考的運作過程（參見圖 2-1）。

首先，以更高或更寬的視野思考事物，舉例來說，當廣告企劃人員受客戶委託製作冰淇淋廣告時，不會將思考重點放在與競爭對手的產品差異及商品特徵上，而是想著什麼時候會讓人特別想吃冰淇淋（時機與關聯）或是冰涼的食物有什麼特殊意義（情感與價值）呢？把觀點提升到層次更高、更大及更抽象的框架去思考。第二、暫停自動框架化，練習以極其簡單且具體的問題不斷變換的對大腦進行提問，來活化大腦，避免陷入慣性的思考模式之中。第三、充分休息，或做些自己喜歡做的事，這樣就可以建構自由又放鬆的腦內環境，以衍生新想法或點子。楊傑美在其《創意的生成》書中，他提到盡量把問題拋諸九霄雲外，讓無意識發酵。在了解激

發創意思考的運作過程後，本章節著重在激發創意思考的方法、及培養創意思考聯想力的討論與整理。

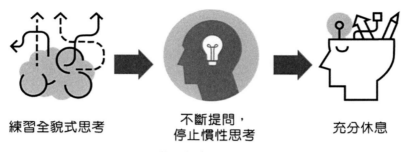

練習全貌式思考　　不斷提問，停止慣性思考　　充分休息

圖 2-1　激發創意思考的運作過程

2-1　激發創意思考的方法

在激發創意思考的運作過程中，有哪些技巧能夠巧妙地使用大腦，可以活化創意力？ InkbotDesign 的設計自學指引中，建議運用腦力激盪(brainstorming)、心智圖(mind mapping)、變換思考框架(reframing)、設想未來(envisaging the future)、及角色扮演(role play)等五項發展創意思考的方法，激活創意能力。江上隆夫則在其書中介紹更為全面的創意思考技巧，他提出九大項創意思考技巧，非常實用並有助於激發創意思考的運作過程。這九項技巧包括**改變、刪除、加乘、模仿與抄襲、站在不同立場思考（換位思考）、具體化、查證與挖掘、捨棄限制、及做些只做一點點也沒關係的新事物**等。以下簡單介紹江上隆夫的九大項創意思考實用技巧。

一、改變

改變不是重新開始，而是僅取代或置換事物的某一部分，例如：改變名稱、地點、外觀、用途、對象、訂價、目標、大小、及思考角度等，就能改變事物整體的意義（參見圖 2-2）。以下說明各種改變的對象與手段：

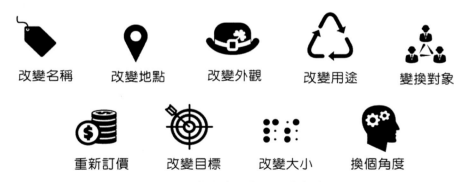

改變名稱　　改變地點　　改變外觀　　改變用途　　變換對象

重新訂價　　改變目標　　改變大小　　換個角度

圖 2-2　嘗試改變的對象或方法

「**改變名稱**」具有巨大威力，可以建構出強而有力的自我形象、意義與價值；改變名稱重點在意義、特徵、優點能一目了然，好記，唸起來的音律要讓人感覺愉快。「**改變地點**」可以產生連想都沒有想過的事物會出現在這裡的驚喜感。這裡講的地點不一定是指地理空間位置，也可以是產品空間，例如：威士忌巧克力，就是在巧克力這個地點（產品）中放置驚奇（威士忌）的一個例

子。「**改變外觀**」使物品的特徵、價值或強項更加閃耀，散發更迷人的魅力。「**改變用途**」捨棄既有的看法和想法，扭轉乾坤，例如：3M 把品質低劣的礦石，磨成粉末塗在紙上，變成可以研磨或拋光各種不同物品的砂紙。「**變換對象**」換掉不適合的目標對象，認真思考誰才是真正需要你的服務或產品，重新檢視自己的生意。「**重新訂價**」只有人們在商品或服務上感受到的高價值，才是訂高價的關鍵。高價位策略著眼在於形象，尊榮價格讓人益發憧憬。中價位大多以商品原價來設定價格，是比較容易獲利的戰略。低價位策略主要是爭取市占率，排除競爭對手，進一步壟斷市場。免費策略主要是讓潛在顧客體驗商品或服務，引誘顧客進一步購買功能更完整的產品或服務，例如：Spotify 及 Amazon 有廣告的免費版音樂方案，提供有限定曲目，以引誘顧客更進一步付費購買 prime 會員方案。

　　「**改變目標**」就會看到截然不同的風景。所以先釐清要做的事，最根本的目的是什麼。例如：觀光旅行與醫療觀光，兩者都屬於旅行，但是醫療觀光卻不再是像以前僅購物、探訪名勝古蹟的行程，我們很容易聯想到兩個行程體驗也會南轅北轍。「**改變大小**」隱含改變事物的風格，行動模式，甚至影響生活習慣。例如：電腦從過去厚重的體積演變為越來越輕薄短小，逐漸轉型為能配戴，類似手錶或眼鏡等穿戴型裝置的形式，放在桌上，馬上搖身一變為製作資料或設計的工具，放在掌中，又變成支援日常生活書信往來、分享照片、及導航的好工具。甚至再進化為個人行動健康管理的好幫手。「**換個角度**」重新組合說出公司的品牌故事，就能改變原有的觀點和想法，突破困境。

二、刪除

　　刪除是去蕪存菁，運用「刪除不需要的物品」、「刪除核心事物」、「擺脫時間限制」、「擺脫地點限制」、「除去差別」、「刪除便利性」、及「磨去稜角」等思考方式讓事物的本質脫穎而出，找到新創意與點子。

　　「**刪除不需要的物品**」往往可以幫助我們揭開事物的本質。常常提問**這真的有必要嗎**？這沒有那麼重要、那也不需要，最後就會剩下不可或缺的部分，那麼重新組合這些**絕對不可或缺**的部分，就會產生新事物。例如：過去個人身分證或信用卡是常用來證明身分之用，但透過指紋辨識、虹膜辨識或臉部辨識

技術，就能簡單的又完整的個人認證，此時個人身分證或信用卡等卡片其實就變得不需要。

　　或者透過「**刪除核心事物**」突破界線，把一般認為不可能的條件設定為新的思考方向，如此一來就不能再採取按部就班的循序漸進思考法，必須採用跳躍式思考來解決問題。例如：戴森捨棄電風扇葉片的設計，讓強力的氣流在屋內順暢的流動，解決過去靠葉片製造氣流片片斷斷吹出強風的缺點（參見圖 2-3）。

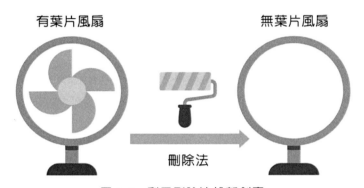

圖 2-3　利用刪除法找新創意

　　或是透過「**擺脫時間限制**」來思考及設計服務內容，例如：二十四小時營業的便利商店，能滿足人類渴望從時間限制得到解放的自由。或朝向「**擺脫地點限制**」的方向思考及設計，有效使用交通工具、社會基礎建設、通訊手段、及電子技術解決分離的課題，例如：行政單位以簡單網路申辦取代現場申請或領取的作業流程改革，虛擬實境技術的進化，解決衛星辦公室工作方式非言語交流訊息量不足的缺點。

　　「**除去差別**」為所有人而做的通用設計(Universal Design)思考模式，刪除男女老幼的差別，刪除地區、國籍與職業的差別，打破語言、文化、年齡、性別與身體障礙等隔閡，讓複雜簡單化，讓簡單深度化來設計人人可用的產品與服務。在現今追求便利性的社會，方便過頭也會反方向出現反撲的力量，讓人重新尋找潛在麻煩中的價值，運用「**刪除便利性**」的減法思維檢視現有的東西，也許也能成為靈感的來源，例如：邀請偶像團體丟掉智慧型手機、電腦及電視，參加體驗平淡無奇的農事生活的綜藝節企劃。最後必須「**磨去稜角**」，再檢視一下新想法是否實用，避免叫好不叫座，讓新創意可以被大眾所接受。

三、加乘

　　加乘就是將既有的元素重新排列組合，激盪出新火花；是最正統的創意思考法，也是創意思考的王道。常用的方法包括「加上不能加的東西」、「加上不同領域的東西」、「把相同類別的事物加在一起」。

　　試著「**加上不能加的東西**」來思考及設計服務內容，例如：天婦羅冰淇淋的主意。東京新宿天婦羅綱八新宿總店前董事長思索如何提供讓客人吃驚的天婦羅呢？一開始先思索大家認為最不可能拿來做天婦羅的食材是什麼？冰塊、冰淇淋等冷凍食材。於是將冰淇淋包覆在不易導熱的海綿蛋糕裡，再下去炸。充滿驚喜的炸天婦羅冰淇淋就誕生了。

　　另外「**加上不同領域的東西**」發現風馬牛不相及的兩項活動，只要找到共通點，任何東西都能湊在一起，創造令人驚喜連連的感動。在這腦力激盪過程中，重要的是**不否定的態度**，只要否定一出現，就會在無形中限制創意，扼殺創造力。腦力激盪時有三項原則：第一建構放心發言的環境、第二接續夥伴突發奇想的創意和想法、第三點子越多越好。例如：某俱樂部辦電音烏龍麵的活動，在俱樂部的地板鋪上防水墊，下面放著已經加水的小麥粉，大家配合節奏跳舞，就會把和了水的小麥粉巧妙揉踏成烏龍麵糰，當場分給參與者食用。

　　相反的，專注在特定領域裡，徹底「**把相同類別的事物加在一起**」，讓人可以一次看見、體驗到所有相同類別之物的機會，也可以產生不可思議、令人驚艷的結果。例如：Pinkoi 購物網站，被打造成規模龐大的設計師產品專賣網站，在這個網站可以看到各式各樣設計師精彩的原創作品。讓人們會產生如果想買新鮮、美感、有設計感的用品，先到 Pinkoi 看看就有頭緒了的感覺（參見圖 2-4）。

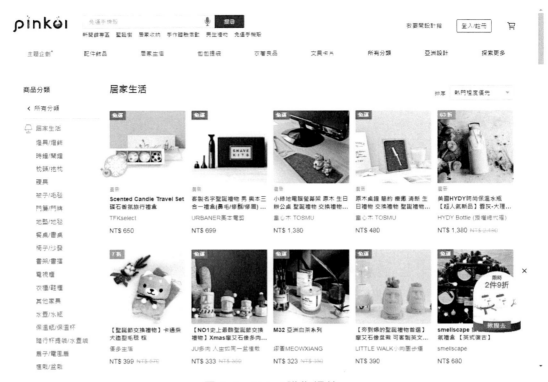

圖 2-4　Pinkoi 購物網站
資料來源：來自 Pinkoi 購物網站網頁https://www.pinkoi.com

四、模仿與抄襲

　　畢卡索曾說過一句話「Good artists copy, Great artists steal」，意即好的藝術家模仿，偉大的藝術家盜竊。這是說，好的藝術家能學習別人的創意放到自己的作品中，但仍能被看得出來是複製來的。但，如果能夠把原作者的好點子偷走而內化後，成為新的作品，而使原創者則被世界所遺忘，這就是偉大的藝術家了。為了要超越原創，不僅僅只是學到外型及表象，首先要「**以致敬之名抄襲**」，懷抱敬意向先人學習，體會原創者的作品，並在模仿前人的方法或精華時能加上自己的想法，和自己融為一體，讓作品呈現新面貌，就會走出自己獨特的風格，例如：《星際大戰》這部片子是盧卡斯導演對黑澤明致敬自編自導的娛樂電影，他消化黑澤明的東西後又加入自己的創意。

五、站在不同立場思考

從不同對象的立場來進行假設性思考，可以幫助自己超越原本的思考框架。我們可以練習站在「**領導者的立場**」來思考，試著以更寬廣的眼光看事件整體，就能激盪出有別以往的新想法。練習站在「**競爭對手的立場**」來思考，就能更客觀地描繪自己和對手的形象，發現自己的強項或弱勢，重新審視自己的想法或企劃；但更重要的是設定對的假想競爭者，否則將會延伸出錯誤的思考與戰略計畫。

再來，練習站在不同消費族群「**孩子與年長者**」的角度來提問，體會不同世代的感覺、心理狀態、及獨特的需求，並以此為出發點進行思考，提出商品的設計。例如：「神奇寶貝」等專門給小孩看的節目，都會以兒童觀點擬定戰略，製作相關的產品。不過，也有相反的做法是打破對年齡的刻板印象，不刻意區隔市場，通用設計就是這個想法衍生出來的創意與實踐。

有時以「**二三十年後的今天**」想像出現在眼前會是什麼景象，來描繪未來的藍圖，盡情的大膽的異想天開，更能激盪出適用於未來的想法或創意。或者問自己「如果要活得精彩，應該做些什麼」就會更清楚的掌握到真正且有價值的事，讓事物的本質更加清晰，而提出改變現實的好創意。

六、具體化

把腦海裡的想法具體化，將抽象或無形的事物以圖表或繪畫的方式表達出來，是產生高效思考的技巧。江上隆夫從事品牌設計時，會請客戶利用 google 圖片搜尋出數張聯想的人物圖片，「**描繪**」出假想的顧客形象。再請團隊成員從這些圖片的資料找出符合想像的人物圖片，再從中找一張最合適的圖片，進行深入探討。視覺傳達訊息有許多優點：第一、能瞬間傳遞大量訊息；第二、可呈現筆墨難以形容的事物；第三、可以用直覺捕捉到整體的形象。

較複雜的工程在具體化過程中，可以按照**對象是誰**(who)？**何時**(when)？**何地**(where)？**怎麼做**(how)？**什麼事**(what)？等五大要素排出順序或步驟，就可以看到「時間順序」。因食安風暴而聲名大噪的產銷履歷，例如：製造吐司的產銷履歷就是將小麥粉、砂糖、鹽、奶油等原料依誰於何時？用什麼原料？從何

地？以多少價錢購入等做成紀錄。這就是將時間視覺化的例子，可以讓大腦活絡起來，更容易找到解決問題的線索。

對於「抽象訊息又如何具體化」呢？利用訊息圖表(infographics)將資訊或數據結合清楚易懂及生動活潑的圖像呈現，幫助我們思考。例如：池田香代在 2002 年出版《如果世界是 100 人村》的繪本，把全世界好幾十億的人口，難以捉摸的印象，縮影成 100 人，描繪地球村整體貧窮、落差及不公平的現況，讓人對人口問題更容易掌握與理解的感覺。

但有時如果連該如何下手都不知道時，就試著「**分解內容，找出關聯及組合方式**」。任何事物都可以分解，包括有形產品到組織、方法及思考等抽樣物品都可以分解。分解的做法在於：第一、先設定主題、分門別類、並定義價值（就是先掌握有哪些元素，有什麼意義）；第二、了解這些元素如何組合而成。

七、查證與挖掘

網路世界充斥著不實或扭曲的資訊與情報，因此尋找資料時更需要習慣找到原文出處。思考所依據的基礎或背景應該以確切的事實、知識、數據為前提，從正確的資訊開始思考。設計師或文案規劃者不可能只憑著感覺就能把腦海中的有趣想法推上舞臺，而是越優秀的想法，越會從確切的事實和邏輯衍伸出來。因此，創意或想法只有再堅固的磐石上打地基、營建，才有可能達到更高的成就。

那麼如何挖掘出有助於實現創意的事實呢？第一、利用大數據資料，分析與歸納我們所不知道的人類行為；第二、找到原始出處、原作，或追溯事件的歷程，掌握事物最初始的面貌；第三、當對訊息有疑惑或不了解時，去「**向當事人或領域專家求證**」；第四、親自到「**現場實地勘查**」，透過五感的感官體驗，才能真正了解其中真諦。如同，沒吃過的名產，怎麼知道它好吃在哪裡？實例中，蜂窩中的社會活動則幫助商業管理顧問了解組織行為。因為藉由文字情報得到的資訊，遠不如透過五感直接得到的資訊量。

八、捨棄限制

　　當陷入某種思考模式的無限循環，而動彈不得時，那就捨棄會限制思考自由度的事物。首先捨棄還不夠完美的想法（僅僅還不錯，但不是獨一無二的創意點子），因為想法太多，就沒有多餘的腦內空間容納新事物、新點子的產生。此外，在腦力激盪點子過程中，將會造成創意難產的先決條件與限制先捨棄掉，例如：預算限制、或對需求市場的研究假設等先不去討論，製造可隨意發言、自由自在的討論氣氛，提升團隊的思考品質。並且暫且拋棄是非對錯的價值判斷，才不會讓思考陷入裹足不前的泥沼中。

九、做些只做一點點也沒關係的新事物

　　當我們要把想法付諸實現時，往往因為怕改變、或史無前例、或目標太大怕失敗，而裹足不前。當面對這恐懼心情時，就起身去做浮現在腦海中，立刻能開始做的事。不需要一鳴驚人，只要先踏出非常小的麻雀步伐就可以了。因為，再遠大的目標都能藉由反覆實踐無數的小步驟累積來完成。例如：莫札特從五歲起便開始作曲，畢生創作六百多首曲子，早期的作品大多欠缺獨創性，不出色，如今我們將他譽為一位音樂天才，他解釋：我在作曲上所投入的時間與思考，要比任何人都多（暗喻反覆實踐的精神）。同樣的概念，如果把想法付諸行動卻處處碰壁時，江上隆夫建議就算一點點也沒有關係，嘗試一點新事物吧，就有機會扭轉乾坤。

 ## 2-2　培養創意思考能力的核心在於聯想力

創意不外乎就是

在不同事件之間搭建橋樑。

----史提夫‧賈伯斯

　　雖然創意設計實務專家提供與分享許多創意思考的方法與心法，譬如前一小節所提到的改變技巧、加乘技巧或變換不同角度思考技巧等，然而對大多數人仍然不容易產生具備獨特性的創意點子。

　　朵特‧尼爾森及莎拉‧瑟伯多年觀察高度創意思考者的特徵，發現創意思考的核心在於**聯想力**，訓練產生聯想的能力可以幫助你想出獨創的點子。在朵特‧尼爾森及莎拉‧瑟伯之前已有人發現聯想與創意間的關係，廣告公司總裁詹姆斯‧委伯‧揚，在其書中《生產意念的技巧》寫到：「靈感不過是就元素的新組合，而以舊元素建構出新組合的能力，大多取決於發現關聯的能力」。澳洲動物病理學家貝弗里奇寫道：「原創性通常來自連結原本沒被考慮過的點子」。科林‧馬丁戴爾提到靈感總是在一種「注意力失焦、思緒自由、且多種心智表徵同時啟動」的心理狀態下出現，也就是創意會在能發現並產生聯想的時機浮現。

　　神經科學家安德烈亞思‧芬克(Andreas Fink)比較創意思考者與一般人的腦部活動（參見圖 2-5），發現兩者的額葉確實有差異，創意思考者有低度的大腦皮質活化與較強的α波活動，使得他們得以自由地進行思考，放鬆與腦內的其他點子自由結合。2006 年芬克進一步與葛拉布納等學者進行神經科學研究，證實與聯想有關的創意訓練（如文字聯想等）的確能改變腦部運作，強化腦內α波活動，使人變得更有創意。芬克的研究帶來令人興奮的消息：透過訓練，可以變得較接近創意思考者的腦。

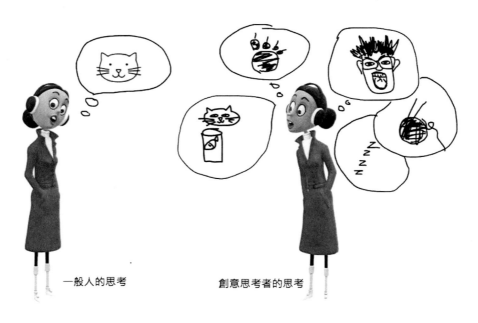

一般人的思考　　　　　創意思考者的思考

圖 2-5　創意思考者與一般人的腦部活動

一、聯想力的訓練

1. 創意思考的節奏

心理學家基爾福(Guilford)主張若要強化創造能力，要清楚的把擴散性(diverge)與聚斂性(converge)思考加以區隔（參見圖 2-6），並適當的交替運用。**擴散性思考**目的在擴張，列出多種選項、結合點子、延伸出奔放且非尋常的可能性，但不要急著做決定，此階段需要的是近乎夢境、遊戲的心態、及不聚焦的注意力。**聚斂性思考**目的在收縮，捨棄不符合目標的點子，並聚焦在少數符合目標的有效選項，仔細檢討留下的選擇，並留意不要捨棄所有新奇但可行的選項。先運用擴散思考，再聚斂，來確保創新思考順暢流動。

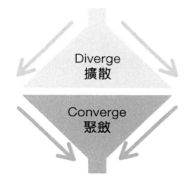

圖 2-6　創意思考的節奏

腦力激盪(brainstorming)整體來說就是擴散性思考。好點子來自於擴散性思考，需要的是流暢性、變通性、及獨創性的思考能力。**擴散性思考的原則**：首先不要急著下判斷，讓新點子延伸下去；第二、利用它來構思新點子或產生新聯想，尋找新點子，繼續擴散下去；第三、點子要以量取勝，迸出的選項要多，可能做出的聯想就越多；第四、並且努力讓自己遠離哪些大家都想得到的點子，讓自己抽離主流，將思考導向更遙遠的聯想，以找到新奇、獨創的點子。

創意需要擴散性思考，聚斂性思考也同樣重要。在這階段，必須具備創意性的勇氣，才能抵擋人類渴求安全避開嘗試新事物的慣性，求得獨創新鮮且前所未有的選擇。**聚斂性思考的原則**：第一、保持肯定的態度，聚焦在你要什麼、喜歡什麼（非不要什麼，不喜歡什麼）；第二、了解將選擇的選項不僅讓你

喜歡，也符合對目標的追求；第三、審慎檢視你的選擇，把事情做對；第四、維持新奇、獨創的點子能不被踢除。

心理學家發現有些人偏好擴散性思考，有些人偏好聚斂性思考。這不同偏好的人可能會發生爭執，因此，以上**擴散性**及**聚斂性思考的原則**，可以幫助團隊協調思考，避免某些點子過早遭到刪除。

2. 如何尋找關聯？增強聯想力？

尋找關聯是一種思維模式，可以加以訓練。聯想標示出創意概念出現的時間點，它們會在你突然將腦中的知識、觀察及經驗，以創新方式連結一起時出現。吸收的知識越廣泛，產生的聯想就越獨特。所以有許多創意工作者會藉由閱讀、旅行、冒險、以及古怪地方或奇特的刺激，來填滿大腦，促進新奇的聯想。訓練聯想能力的基礎就是**觀察**（參見圖 2-7），可以在每日或每周騰出一點時間**獨自散步**，盡情觀察且**有目的的觀察**，並且**跨領域尋找靈感**，這三種觀察練習步驟，有助於提升聯想力。

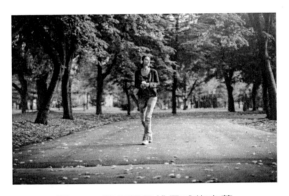

圖 2-7　散步是尋找靈感的良藥

資料來源： 數位時代網頁https://www.bnext.com.tw/article/47749/the-art-and-practice-of-breakthrough-thinking

優秀的觀察者懂的留意細節，當走在平常會快速走過的地方，放慢腳步，找到讓自己驚奇的地方、未曾留意的地方。觀察是訓練聯想能力的基礎。**獨自散步時**建議攜帶筆記本和照相機，專注觀察各種東西（看起來像什麼），拍下能刺激自己想像力的物體和景觀，試著提出創新組合與聯想，記下至少十個點子（建議跳看下一段交叉聯想工具運用方法）。

　　或帶著一個**欲挑戰的課題**去散步（**有目的的觀察**），然後專注觀察日常生活事物進行聯想，問問這個東西能給我哪些有助於解決挑戰課題的點子或解決方案。

　　羅伯‧威格曼斯建築大師：我試著在你**不期待能產生任何啟發的地方尋找靈感**。他需要製作一部短片時，不會去看其他影片，而會去觀察大眾運輸或藝術。創意工作者初始往往會在優秀的同業上尋找啟發，理解業界的規範與文化模式，但要追求獨創性就得再了解該領域基本模式後，打破規則，**跨領域尋找靈感**。跨出自己領域之外的人、事、物或文化，就成為創意靈感的來源，會讓你的聯想能力大增。

3. 熟練實用的創意聯想工具

　　工欲善其事，必先利其器。**心智圖法**、及**交叉聯想法**等創意思考工具有助於提升聯想能力。持續運用這些工具，將會宛如大腦的延伸，用起來更得心應手。以下介紹這兩種實用的聯想力工具。

(1) 心智圖 (mind mapping)

　　心智圖法是一種幫助你專心聯想的工具（參見圖 2-8）。你可以用它來整理資訊，也可以用它來產生新的點子或聯想。一張心智圖就像聯想的關聯圖。心智圖發明者東尼博贊(Tony Buzan)相信將訊息以這種方式排列，更能反映出大腦的運作邏輯。心智圖的元素採中間至外圍的排列，位於正中央的元素是核心、重心、主題或課題，從中央開始寫，而資訊、感想、和點子則由此朝四面八方擴散出去，紀錄的形式可以是**單字、圖畫、貼照片**或**符號**都可以。心智圖是個進行腦內清空的好空間，可以幫助釐清思緒。首先在中央寫下主題，一點一點拋出感想及點子，包括各個混亂糾結的元素，同時盡可能想出視覺化的點子，並且在看似毫不相關得元素間發現關聯，持續發想下去，不斷把分支往前進，**讓思路不再受中央主題所限制**，原創且出乎意料的點子，通常會出現在此階段，最後檢查是否涵蓋了所有的重點。

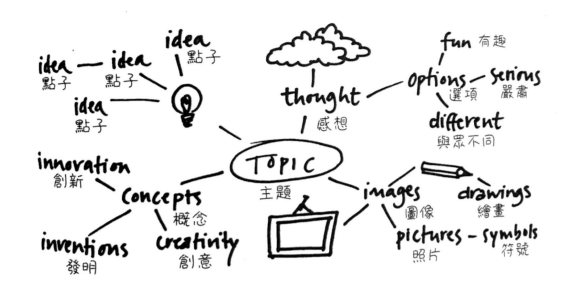

圖 2-8　心智圖法

資料來源：引用朵特‧尼爾森《創意思考的秘密在聯想力　本事出版》書中 p.160 插圖

(2) 交叉聯想(cross connections)

交叉聯想是一種**將不相關的元素輕易結合成新事物**的簡單方法（參考圖 2-9 及圖 2-10）。由於發想所得到的點子不一定每個都有用，因此想出越多點子，創造出好點子的機會就越大。如何進行交叉聯想：首先以一個定義明確的課題為起點，例如：為一張宣傳觀賞體育賽事的渡假海報尋找靈感；第二、選擇兩個闡述或代表此課題的主題，例如：體育活動(sport)及假期(holiday)；第三、在每個主題下各畫一欄空格，每個空格填入能**反映該主題不同面向的單純名詞**。盡量選擇能替換成視覺性符號、圖像、或線條畫的名詞，例如：和假期有關的名詞包括旅行箱、太陽眼鏡、救生圈、太陽、夾腳拖、及海灘等等；第四、開始組合兩個名詞欄中的元素，從一欄挑選一個圖像性的點子，隨意與另一欄的一個元素結合，例如：足球（體育活動）與太陽眼鏡（假期）、奧運會標誌（體育活動）與太陽（假期）；第五、在得到理所當然的組合後，選出幾個最有想像空間的組合。這階段可以**隨機連結**兩欄的元素，即便得到極瘋狂的組合也無所謂，因為最後可能會成為絕妙的點子；第六、提供靈感產

出，最好方法就是先產出一大堆點子，所以點子能想多少就想多少。如果一開始為每個主題想出 6 個圖像化的點子，現在至少就有 6x6 個解決方案。這過程中先不要對每個點子急著判斷與評估；第七、檢討所做出來的組合。看看其中有哪些能刺激新的點子；第八、開始進行聚斂性思考，評估與下判斷，選出好點子。

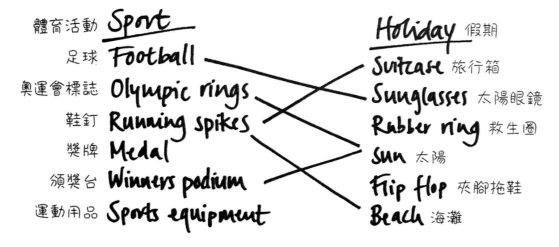

圖 2-9　交叉聯想法

資料來源：引用朵特•尼爾森《創意思考的秘密在聯想力　本事出版》書中 p.171 插圖

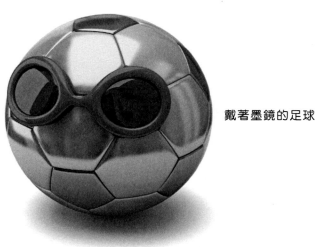

戴著墨鏡的足球

圖 2-10　運用交叉聯想法得到的想法

　　本章主要討論創意思考產生的過程，以及介紹江上隆夫提出的「改變」、「刪除」、「加乘」、「模仿與抄襲」、「站在不同立場思考」、「具體化」、「查證與挖掘」、「捨棄限制」、及「做些只做一點點有沒關係的事」等九大項進行**創意思考技巧與方法**。江上隆夫過去從事創意工作累積的經驗分享，啟發我們進行創意思考活動中可以著手的方向，與遇創意困境的教戰守則。然而，朵特・尼爾森與莎拉・瑟伯的學術研究與創意實務工作的成果，則聚焦於提升與培養創意思考能力的核心技能，意即**聯想力的訓練**，也包括相關訓練工具，則能大幅提升一般人提出獨創性點子的能力。

問題與討論

1. 請簡單描述江上隆夫提出的九大項創意思考技巧的內容？

2. 請練習利用心智圖法，分析造成病人門診等候時間長，看診時間短的原因？

3. 請練習利用刪除法，提出解決病人抱怨門診等候時間長，看診時間短問題的解決方法？

參考文獻

林育如（譯）(2012)。**圖解設計思考：好設計，原來是這樣「想」出來的**（原作者：艾琳‧路佩登）。臺北市：商周出版。

林孟樺（譯）(2018)。**從天而降的創意思考法：讓想破頭也想不到的點子，在無意中降臨的 48 個思考練習**（原作者：江上隆夫）。臺北市：寶鼎出版社。

黃秀雯、徐秀菊(2004)。繪本創作之創意思考教學研究—從觀察、想像到創意重組。**藝術教育研究**，8，29–71。

鄭翠婷（譯）(2017)。**創意思考：不是花時間就有好創意! 向廣告鬼才學高效思考法**（原作者：西島知宏）。臺北市：臺灣東販出版社。

劉名揚（譯）(2017)。**創意思考的秘密在聯想力—點子源源不絕!歐洲最具未來競爭力的訓練課程**（原作者：朵特‧尼爾森 & 莎拉‧瑟伯）。臺北市：本事出版。

Zorana. (2016, December 5). INKBOTDESIGN Creative Thinking – An Essential Skill for the 21st Century [Web blog message]. Retrieved from https://inkbotdesign.com/creative-thinking/

創意產業發展與行銷

編著者：孫自宜

📖 前　言

　　在創意經濟(Creative　Economy)的概念下，將創意結合產業以創造經濟成長，希望文化商品、文化服務可對於區域經濟有所發揮，也就是發展能獲得收益、增加就業機會的相關領域，個人提供創造力與技術，促成經濟活動提升產值，加上網路提供了各類新知傳遞與表現的管道，知識產出的經濟發展在世界各國都已蔚為風潮，臺灣如何因應這樣的潮流並順勢而起，值得深思。

3-1　創意產業演進與領域

　　創造力是人類在生存演化上發展出觀察與解決問題的能力，但在成長過程中，也許因為制式化教育或其他種種因素，而變成失落的一種潛能，反之，成長創造力的發展也可以是由後天環境與教育的結果，好像體能的鍛鍊，人類創意思考及創造力的發揮，能經由訓練教育予以增強，所以如何保有並增進，是非常重要的議題。創造力在創造設計的過程中，有六項重要的因子：**觀察、組合、想像、體驗、選擇**與**表現**，觀察是增進聰明培養創意的首務，培養注意、觀察、思索環境的能力，檢驗可以同化環境的感受，在創造時操作者所選擇的就是那些觀察、體驗及想像過的素材，而組合活動的進行則如同廚師一般，選擇合適的食材，去除不良的部分，使用理智的廚刀，按照所需加以處理，運用各式廚具，將上情感與理智，完成一份色香味俱全的美味食物。因此，**組合就是為了串聯、調整、配合那些所觀察、所體驗、所想像、所選擇的東西而存在，最後表現於外的。**因此，根基於文化創意產業自由、創造及能令人真正快樂的精神，將源自創意與文化積累的創造力，透過財產的形成與運用，轉化為經濟產值，讓它具有創造財富與就業機會潛力，並促進整體生活環境提升的行業，為了持續推動其進步，可以探討文化創意產業過去的發展軌跡。

　　過去以來，文化創意產業泛指運用創意而衍伸出的文化及產業，以娛樂項目居多，對象是一般社會大眾，目標是營利。事實上相關名詞最早出現於 1940 年代，1948 年德國哲學家西奧多阿多諾(Theodor Adorno)和馬克斯霍克海默(Max Horkheimer)創造了文創產業(Cultural and Creative Industries)這個名詞，其認為資本主義的發展純粹以市場來完全代表真正需求，是個負面意涵的詞彙，通俗文化就有如工廠生產標準化的工業產品，經由大眾傳播工具散布銷售，常順應大眾的喜好與消費習慣就輕易被主導，沒有中心思想。從工業革命以來，工業化是把人從體力勞動當中解放出來，現代科技的人工智慧很可能會把人再從簡單的腦力勞動當中解放出來，將人類從令人厭惡的體力勞動中解放，去從事更複雜更有創造性的工作。

　　所以文化創意產業將基於文化價值觀或其他藝術個人或集體創造性表達的所有部分所組成，應是「創新」(innovation)、「創意」(creativity)為核心的產

業，介於產業規劃與企業創新間，以設計為核心，加上產品、服務、策略，以現代科技及企業化經營模式，促使創意作品得以經濟化與產業化，以建立高附加價值的知識經濟之策略目標。從國際潮流觀之，各國扶植發展文化創意產業之餘，也漸漸明白衣食無缺的年代「文化消費」絕對是人類最主要生活重心，從二次世界大戰後，交通及科技進步，國際間交流越趨緊密，這段時間內產品或服務創造的方式，生產和銷售方法變化很大，文化產業除了適應、合併、技術精進和不斷發展、地方社會媒體行銷、精良的製作流程和大規模的銷售分配方法，也快速的將成果推入全球市場。

在我國的文化創意產業中文詞彙最早是由行政院於 2002 年 5 月依照〈挑戰 2008：國家發展重點計畫〉的子計畫「發展文化創意產業計畫」所確定。文化創意產業為臺灣官方定名，而文化及創意產業則為香港官方定名，但世界各國與各學術層面的定義不同，文化及創意產業有時被稱為文化產業、創意產業、內容產業、數位內容產業、文化內容產業、創意工業、版權產業與時尚流行產業等。目前推動文化創意產業的國家較出名者，如有英國、韓國、美國、日本、芬蘭、法國、德國、義大利、澳大利亞、紐西蘭、丹麥、瑞典、荷蘭、比利時等。

國內法規政策所界定的文化創意產業包含視覺藝術產業、音樂及表演藝術產業、文化資產應用及展演設施產業、工藝產業、電影產業、廣播電視產業、出版產業、廣告產業、產品設計產業、視覺傳達設計產業、設計品牌時尚產業、建築設計產業、數位內容產業、創意生活產業、流行音樂及文化內容產業等領域。

3-2　創意產業相關政策與內涵

所有的產業並不可能是宣告要執行就能夠推行無礙、蓬勃發展的，追蹤政策的脈絡回顧文創發展歷史，國內是在 2002 年才大量出現「文創」這個詞彙，當時臺灣為與世界接軌，而積極加入世界貿易組織，政府為轉型產業，增加各行各業的附加價值，因此參考英國過去的發展歷程，推行文化創意產業計畫，希望讓藝術生活化並創造文化產值，並於同年提出「挑戰 2008：國家發展重點

計畫」，指出臺灣因為缺乏天然資源，製造業的原料及人工昂貴，缺乏競爭力，為了將弱點轉化為優點，以臺灣高教育水平為出發點，開發腦力資源，深化以知識為基礎的經濟競爭力，知識經濟附加價值最高的類型應該就是以創意設計為核心的生產領域，尤其是源於藝術美學的創作設計。

　　為促進文化創意產業之發展，建構具有豐富文化及創意內涵之社會環境，運用科技與創新研發，健全文化創意產業人才培育，並積極開發國內外市場，政府於 2010 年公布實施文化創意產業發展法，表明包含視覺藝術產業、音樂及表演藝術產業、文化資產應用及展演設施產業、工藝產業、電影產業、廣播電視產業、出版產業、廣告產業、產品設計產業、視覺傳達設計產業、設計品牌時尚產業、建築設計產業、數位內容產業、創意生活產業、流行音樂及文化內容產業、其他經中央主管機關指定之產業等十六項內涵，原定之中央主管機關為「行政院文化建設委員會」，於民國 101 年改由「文化部」管轄。

　　政府管理單位位階的提升表示其重視的程度，可知文化創意產業是國家發展的重大方向，有宣示性的指標意義，臺灣從民國六〇年代的十二項建設、七〇年代的文化建設委員會成立、八〇年代的社區總體營造等多個階段慢慢累積，才有文化部的設置，從硬體的投資轉化為腦力創意文化的軟體資產，再推動到知識變現，將文化拓展到知識經濟，文化由早期為政治宣導轉化為現代休閒所需，再延伸到經濟輸出，這些的方向改變與時代變遷緊緊相連，深受歷史、政治、外交、社會所影響。

　　在政治方面，民國三〇年代國共戰爭後的臺灣，國內狀況及國際情勢極度不穩定，大陸與臺灣在爭取會認同時，當時的文化宣傳被標籤或賦予「正統」中華文化的使命，這是很重要的時空背景，這時候的文化復興運動以保留與發揚傳統中華文化為主軸，臺灣本土的常民文化被弱化抑制，這時候的文化是以政治服務為目的，所有的法規與政策都是被限制住，文化的休閒與經濟的應用功能並不被重視，但民國六〇到七〇年代間，國際的局勢及國內的環境開始以創造經濟活動為主軸，臺灣從農村時代轉變為工商時代，政府投入的大量的資源進行經濟建設，例如：十大建設等措施，在社會一致追求經濟發展，民眾生活除經濟之外的其他面向相對被忽視了，所以此時於各縣市開始建立文化中心等設施，成立文建會來推動改善人心、端正風俗的道德式文化政策，距離文化

經濟還有一段距離，同時，社區總體營造及探索的概念也漸漸萌芽了。到近代，資訊的流通到網際網路的崛起，全球化變成了一股勢不可擋的洪流衝擊了所有人，國內的經濟結構，例如：製造業等都被逼迫轉型，一般社會大眾的生活也被世界潮流所影響，為了轉化競爭力，對於知識經濟的需求與追求就自然產生了，文化創意產業變成為提振內需及增加輸出產值的新形態經濟發展項目，擺脫統戰宣傳、教化人心的傳統束縛，變成將在地生活文化加值於已發展出的產業優勢上，創造臺灣轉型的新經濟優勢（詹宏志，2003）。

　　政府的〈挑戰 2008：國家發展重點計畫〉有十項重點：E 世代人才培育計畫、文化創意產業發展計畫、國際創新研發基地計畫、產業高值化計畫、觀光客倍增計畫、數位臺灣計畫、營運總部計畫、全島運輸骨幹整建計畫、水與綠建設計畫、新故鄉社區營造計畫等，雖然在第二項名稱是直接與文化創意產業發展有關，但深入評析後，幾乎都與生活創新創意相關，因而產生的影響是在 2012 年文化部成立，從 2002 年推動至今日已達 17 年之久，文化部每年皆提出文化創意產業發展年報，可以由此了解政策的走向與成果。

　　〈2013 文化創意產業發展年報〉中完整列出從 2002 年至 2012 年間，文化創意產業相關歷年營業額及占同年 GDP 的百分比，營業額從 2002 年約 4300 多億到 2012 年的 7500 多億，占 2002 年 GDP 的 4.32%到 2012 年的 5.39%，因為在此期間有推動國家發展重點計畫以及文化創意產業展法設立，投入極多資源，此時的數值是持續成長中，到 2018 年的報告，由 2013 至 2017 年最近五年的文創產業營業額約在 8300 到 8500 億間起伏，成長速度趨緩，政府資料顯示 2018 年文創產業的外銷收入占 10.31%，而內銷收入則為 89.69%，顯示內部需求占比很高，外部較低，但搭配現在少子化、高齡化的趨勢，臺灣人口走勢可能開始下降，內部市場規模因而受限，故將發展目標轉向出口國際化是不可避免的事實，在 2018 年的資料顯示以音樂及表演藝術產業成長約 88%幅度最高，而音樂與表演藝術最容易跨越國界，讓外國接受。

　　所以文化部 2018 年推行的文創策略為「深耕文化內容以文化內涵提升文化經濟、以市場庇護概念支持新銳新創、結合科技創新豐富文化產業內涵與應用、打造國家隊行銷臺灣文化品牌、精進多元資金應用、成立文化經濟專業中介組織」，希望以提升文化內涵提振文化經濟、向下扎根以走向國際的兩個面向

推動政策，透過文化經濟的宣傳活動，將臺灣在地文化推向全球，因為發展地方特色才能吸引注意，拓展原生文化內容，越在地才越有國際價值，這個方向也才能吸引年輕人回鄉，延續城鄉發展，政府在接續作為上，於 2019 年 11 月 8 日，行政法人「文化內容策進院」正式揭牌成立。

3-3 創意產業行銷策略

　　為了有具體目標可以執行，建立品牌是首要關鍵，現代工業製造技術的提升，產品本質已具有一定水準，已將企業競爭轉向於產業鏈的整合及服務價值的比較，二者造就了企業品牌，則其內涵就是重要的無形資產，充實內涵就是提升企業競爭力，創意產業鏈結至品牌就是重要課題。

　　品牌是指消費者在採購產品之前或當時，對於該產品的製造商與品質已有的既定經驗與印象（苗立全，2008）。品牌的意義是利用各式宣傳或行銷平臺放送資訊，提升消費者對於其感受價值、知名度，相對於同質性的公司或產品，凸顯其特色及喜好程度。一個品牌後面都會有一個讓人印象深刻或感動的故事，例如：微軟(Microsoft)創辦人比爾蓋茲的車庫創業、蘋果公司(Apple Inc.)賈伯斯的堅持個人品味等，這些故事可以差異化相同產品的競爭者，創造理想收益。

　　要增強品牌價值要從與企業相關的利害關係人來看，在內部的有經營者與員工，外部有供應商、投資者與顧客，每一個人對於品牌的認知與需求都不同，對經營者來說，經營品牌要關心投入的成本、賺取的利潤、市場占有率及滿意度等，對員工來說是滿足生活的經濟需求及自我能力展現或提升，外部的供應商與投資者關心的是企業財務狀況及未來產品的成長，顧客希望的是物超所值的服務或產品，連帶的品味及身分地位表徵則是附加的需求。

　　在競爭力方面，消費者於市面同質性商品中，選擇企業提供的服務或產品，就是競爭力顯現，企業在品牌背後的期待是生存、創價發展及永續，首先是維持企業的生存，行有餘力下提升服務或產品的水準，最後是能夠永續以服務及回饋社會，這是企業的社會責任，所以考慮員工及消費者的期待是很重要的決定因素。

　　由於網路的發展速度越來越快，知識的流通及取得越來越沒有限制，所以要凸顯企業的特色及競爭力，將從知識競爭轉化成腦力競爭，而創意產業主要是腦力密集的結果，從創意、設計、產品製作及行銷，脫離不了人這個因素，也是這種特性，其風險相形之下，比傳統製造業或服務業增加了不少，若要進行跨國性行銷，牽扯到社會文化的差異，需要跨越的挑戰更是巨大。

　　創意的產生來自於藝術創作或生活中的觀察，透過各式工具創造出實體的產品，同時也可以是無形的服務，能利用創作的版權保護來行銷，例如：美國好萊塢的電影工業、韓國的影視產品、日本的動漫創作、和最近越來越熱門的電競產業等，都是創意產業的應用發展。分析以上產業的內涵，包括了創意發想、工業設計、產品製造、市場行銷、銷售服務等環節，繼續解構下去，可以得到相關人才的培育、市場走向的分析、多元化的思維、群聚效應、國際化的視野以及政府的支持。

　　在人才的培育上，藝術家、設計家、工程人才、企劃人才、國際行銷人才、管理人才都是不可或缺的角色，在國家的高等教育及技職教育上，能夠提供足夠的人才庫。在市場分析中，現在各式的交易型態，例如：體驗消費、企業與企業之間通過互聯網進行產品、服務及訊息的交換(Business to Business, B2B)、企業對消費者的電子商務模式(Business to Customer, B2C)、個人工作室型態的消費者企業交易模式(Consumer to Business, C2B)、消費者與消費者之間的電子商務(Consumer to Consumer, C2C)等各式交易，需要智庫的分析及軟體產品的支援，多元化就是上述各不同領域的人才整合、跨領域合作，激盪出不同的火花，群聚效應就是讓這些人才容易被看見發掘以及自由流動，相互支援及諮詢，形成類似矽谷、好萊塢式的聚落，如同國內的科學園區，可以共同合作提升國際的能見度，就能引進國際資源、通路及品牌交流，政府提供基礎建設、投資環境及法規等相關支援。

　　如同前段所述，人才部分需要學界的教育資源投入，在現階段教育部推動鼓勵產學合作、業界師資協同教學、設立產業學院及畢業前學生的產業實習，讓學生提前了解市場，畢業即有可用之工作能力，但另一方面，為了開拓國際市場，必須引進國際人才，純粹應用本土人才，可能會有文化盲點，也不易創造出讓國際市場接受的產品。

　　總結以上論述，一件好的創作成品或服務，只是創意的展現，可以稱為藝術品，但無法成為產品，因為產品必須廣為消費者使用或購買，在大量生產時，就需要各個專業進入協助，例如：專案管理師、工業工程師、材料工程師、機電控制工程師等規畫執行，進入大量製造流程中時，就需要跨領域的專業介入了，但臺灣公司規模多為中小企業，小公司一樣可以建立品牌，但可能就需要外包處理，這時若是有群聚性的產業聚落，就可以團結合作、凝聚力量，在早期製造業時就是如此，例如：臺灣中部的工具機、南部的螺絲工業等，所以解構分析過去的經驗，從製造業思維轉化為創意產業思維，腦力創作為核心，發展自我特色，知識創新加值，以創造有效的經濟獲利模式，才能永續經營。

3-4　創意產業人力資源與服務創新

　　創意產業是一個需要思考及智慧的腦力密集產業，要創造能真正擴大文創市場的專業人才要從人力資源及人才培育開始，根據文化部 2018 年文獻資料顯示，2017 年臺灣文化創意產業之就業人數為 26 萬人左右，前兩名領域為「運動、娛樂及休閒服務業」及「專門設計業」，在所需人力形態裡，文創產業的經營需要相關產業專業技術才能應付，因此專業人員約占四成，其次則為技術員及助理專業人員與事務支援人員，其比重分別為二成到一成五，要訓練出能夠思考創新服務的專業人員，首先來解構最基礎的「創意」。

　　創意是什麼？創意就是超越界限，跳脫現存框架，重新定義事物和事物之間的關係。也就是找出事物間的相關性，或是相反特質，將既有的元素打破、拆解，增刪後，重新組合，以呈現新的風貌，功能或是意圖。為相對於「智商」(Intelligence Quotient, IQ)的能力客觀量度及廣為人知的應用，創意也被眾人期待量化，而設計出創造力商數(Creativity Quotient, CQ)的概念，簡稱「創造商數」或「創商」，其定義就是一個人思考的多樣化、分析及連結能力，是人類智商的一種深化內涵和外化表現，衡量一個人的智商在發現未知問題與解決現實問題中的應用轉化程度的標準，衡量一個人現實行動能力和成功能力的砝碼，具體的形容就是指一個人的思維能力、開放能力、創新能力和創造能力，

創商包括了三個重要的核心理念，就是**開放(Open)**、**創新(Innovation)**與**創造(Creation)**，當遇到待解決問題時，將創商概念帶入，能夠開放性解決問題、創新性解決問題、創造性解決問題，這些活動都牽涉了思維的腦力活動，而思維是人腦對客觀事物本質屬性和內在聯繫的概括和間接反映，能夠以新穎獨特的思想活動揭示客觀事物本質及內在聯繫，並獲得對問題的新的解釋，從而產生過去未有的思想成果，所以創意思維也可稱創造性思維，最終可帶來新的且具有社會意義的成果，是一個人智力水平高度發展的產物。在創造經濟模式的過程中，創意工業主張文化與商業掛鉤，促進產值，以達到創意增值，創意文化的領域，主要是設計、媒體、廣告、建築，以至新產品、新品牌。創意工業的考慮，主要從消費為出發點，目的是促進更高檔次的文化消費。

在人力資源開發部分，創意產業面向相當廣泛，最基礎的是原創概念的產生，這裡包括了畫家、藝術家、音樂家、導演等，再來就是將創作出來作品加值的技術人員，可以是製作人、攝影師等，當完整作品準備好了就要規劃經營模式，此時專業經理人就需要介入了，在這邊可能就已進入類似機構化經營的過程，在機構中有各式功能性部門支援營運，所以支援者就需要行銷人才，以調查市場及決定行銷模式，接下來為通路經營人才，決定通路及經銷作業，將產品傳遞至末端消費者手中，這些複雜的支援過程，需要行政管理人才提供必要支援，維持系統順暢運作，所以是一個完整的支援網絡。當然，因為個人的時間與精力有限，可以將網絡或納入人員盡量精簡，連帶就影響經濟規模，想要在國際世界推廣，工業化的專業分工就不可或缺了。

根據文化創意產業發展法歸類的各項領域，包括視覺藝術產業、音樂及表演藝術產業、文化資產應用及展演設施產業、工藝產業、電影產業、廣播電視產業、出版產業、廣告產業、產品設計產業、視覺傳達設計產業、設計品牌時尚產業、建築設計產業、數位內容產業、創意生活產業、流行音樂及文化內容產業，在國內高等教育或技職教育各有對應的科系或研究所，呼應文化創意產業發展法第 11 條，其載明「為培育文化創意事業人才，政府應充分開發、運用文化創意人力資源，整合各種教學與研究資源，鼓勵文化創意產業進行產官學合作研究及人才培訓。政府得協助地方政府、大專校院及文化創意事業充實文化創意人才，並鼓勵其建置文化創意產業相關發展設施，開設相關課程，或進

行創意開發、實驗、創作與展演」，以教育機構培育文化創意產業需要的相關人才是政府的目標，但是人力供需必須平衡才能永續經營，人力供需可以從每年文化部公布的〈臺灣文化創意產業發展年報〉看到相關廠商家數及產值，以及教育部公布的各科系招生人做比較，相關於音樂及表演藝術產業的營業額與廠商在所有統計中，不是最多的類型，但教育機構裡學生人數較多；營業額與廠商較多的廣告產業，訓練的學生人數卻相對較少，雖然生產力不能單由數字比較，但卻是政策有意義的參考資料（文化部，2008）。

另外，跨領域的斜槓人才，也是不可忽視的重點，例如：網路的數位電子商務就需要資訊相關背景的人才，產業創意開發、創意產業創業的媒體與互動設計人才就需要了解互動設計、認知心理、人機互動、智慧空間等知識。在產業中，除了機構關心自身企業營運外，也應關心現在及未來國家人才培育的方向，並主動向教育界提出未來人才需求的建議，給予產學合作及實習的機會，讓學校教育與業界需求鏈結。在學校教育中，積極的將教學觸角深入現實場域，邀請業家專家協同教學，拓展學生的國際視野與跨領域專業人才培訓，文化創意產業創造價值的關鍵，在於運用不同專長的人才彼此合作，學校是責無旁貸的重要推手。

3-5 創意產業未來展望

聯合國教科文組織在 2013 年提出了創意經濟報告書(UNESCO, 2013)，書中指出因為網路發展，資訊流通快速及無遠弗屆，打破了時空限制，需要的人能夠擷取利用來自全世界各社會群體的經驗、行動與資源，用以開拓可持續新的人性化發展生活路徑，載明的資料顯示全球創意商品及服務於 2011 年總產值高達約 6200 億美元，趨勢走向自 2002 年至 2011 年間呈倍數成長，平均年成長率趨近於 9%，文化創意產業發展是國際趨勢。

文化創意工業的電影、電視、音樂、設計、動漫、數位遊戲及流行音樂娛樂等，是現代網路服務中很熱門的題目，最具代表性的就是美國好萊塢的電影工業，除電影外、遊戲、周邊商品、主題遊樂場等都是文化代表，再以日本來說，日本文化廳在 1996 年提出 21 世紀文化立國方案、2001 年通過文化藝術振

興基本法、2003 年成立知識財富戰略本部等，將文化產業納入國家發展重要目標，戰略為觀光立國，藉由輸出及展示文化實力來定位未來發展，日本動漫工業非常發達，是世界上主要的動漫製作和輸出國家，連帶的東京秋葉原的動漫觀光專區，是全球動漫愛好者的朝聖地，除此之外，吉祥物的行銷與代言也很有特色，例如：熊本地區的熊本熊就很受歡迎、從漫畫到電玩的角色數碼寶貝皮卡丘，更是席捲全球；至於卡通人物更是多到不可勝數，例如：哆啦 A 夢、Hello Kitty 等角色的商標授權與代言，創造了相當高的周邊產值。至於近來崛起的韓國，以精緻戲劇與流行音樂席捲國際市場，誰都能隨時來一句「江南style」，與 TWICE 等流行偶像的包裝與行銷更是各國研究分析的對象，韓劇、流行音樂、時尚等文化內容已是網路世界流行的表徵，韓國於 2009 年整合國內相關機構成立韓國文化產業振興院，撰寫提出產業白皮書、人才訓練養成、影視內容支援製作、補助產業融資等，以打造內容生產國為目標，落實相關的政策及目標，韓國文化產業振興院於 2017 年提出的報告說明其相關產值高達新臺幣 3.30 兆元，甚至能與韓國半導體業產值相當，所以文化創意產業是很有發展潛力的方向(Innerhofer E. Pechlaner H. & Borin E., 2018)。

　　將眼光轉向臺灣，我們的內部環境優勢在於較穩定的政治環境、高水準的教育品質、自由並發達的資訊流通及科技實力，無論創作思考及評論等都可以自由發揮不被干擾，擁有各種不同的原住民文化、客家、閩南、新移民等文化、生活或宗教族群，例如：臺灣傳統的紙紮文化躍入法國羅浮宮展示，電音三太子深受國際好評，都是極具文化符碼的特色方向，另外，外部的環境優勢在於臺灣長期接觸美國大眾流行文化及商品，不論是生活產品或休閒娛樂，在在都有美國文化的影子，也能同時接觸來自歐洲、日本、韓國、東南亞等世界文化，對於世界各地時尚品味、流行文化資訊的脈動及掌握能力既快速又豐富，在全球華人世界中，做文化層次最多元豐富的地區之一，以我們的特色為基礎，按部就班的發展，先從整合發展華人文化開始，流行音樂、電影等都有不錯的進展，帶入區域優勢，建立社區文化，目標為整合人、文、地、景、產，營造出具特色的社區，並傳承維護現在的歷史文化、遺跡，造就旅遊、觀光的興盛，引入環境關懷意念，文創軟性產業的發展容易讓經濟發展與環境共存，延續與保護地球生態的產業，朝向區域性國際品牌的短期目標而努力，開拓創意領域，結合人文及經濟，發展具國際水準之文化創意產業，文化創意產業是否能成為臺灣下一個經濟榮景的黃金契機，就是看現在的努力了。

問題與討論

1. 我們的生活當中,有哪些部分是屬於文化創意產業?

2. 能否舉例生活中文化創意產業的執行成功案例。例如:電影《海角七號》的成功,帶動了恆春半島的觀光人潮,《悲情城市》造就日本人必到的九份之景觀文化行銷等。

3. 什麼是創造力商數?其與文化創意產業的關聯為何?

4. 日本與韓國的文化創意產業能夠給您什麼啟發?

5. 寶可夢抓寶遊戲成功地結合了動畫與生活,創造了世界各地活動風潮,您認為文化創意產業與日常生活還能如何鏈結?

參考文獻

文化部(2018)。**2018 文化創意產業發展年報**。臺北市：文化部。

曲立全(2008)。品牌經營與企業競爭力：以法藍瓷為例。**臺灣工藝，29 期**，22-27

林炎旦等(2011)。**文化創意產業理論與實務**。臺北市：師大書苑。

詹宏志(2003)。創意產業的三個理由與兩個策略。**數位時代雙週，第 58 期**。

Innerhofer E. Pechlaner H. & Borin E. (2018). *Entrepreneurship in Culture and Creative Industries*. Springer.

UNESCO (2013). *United Nations Creative Economy Report 2013: Special Edition*. Paris：UNESCO.

文化創意產業

編著者：李宏夫

📖 前　言

　　文化產業(Cultural industries)是當代國際經濟的「朝陽產業」，它是結合「文化」與「經濟」結合所形成的新興產業。同時因高科技產品帶給人們更快速便捷的生活形態，使得休閒時間更加的充裕，也帶動藝文觀光、休閒旅遊與品味生活需求等消費型態逐漸成為主流。因此產品的本質也做了許多改變，除了有形的實用功能、更加強商品的美學價值和無形加值服務，亦指在消費過程中業者創造某種特殊的文化體驗或藝術氛圍，讓消費者感受到心靈悸動或不同的身體經驗；換言之，它的訴求對象和賣點就是「文化」。

　　世界上許多國家自 1980 年代以來已逐漸重視文化產業對國家整體發展的影響，而且正式把該產業放入經濟版圖之一，同時當代社會受到「全球思考，在地行動」的思想和理念，更促使文化產業的前景加速前進，文化產業發展方法也逐漸成為當代各國經濟發展的主要的項目之一。各國發展文化產業的內容因國情的差異和著重的策略的不同，所給予的名稱也不盡相同。如英國與香港稱為「創意產業」(Creative industries)、南韓為「內容產業」(Content industries)，臺灣稱為「文化創意產業」(Cultural and Creative industries)；雖然現今世界各國對於此產業並沒有一致性的定義，但其內容都強調以「文化」及「創意」為元素，並在智慧財產權的保護下創造經濟效益和就業機會。

4-1　全球化

　　當今世界國際之間快速的移動與傳播通訊科技的進步，「全球化」(globalization)的腳步已踏進世界各個角落並發揮它的影響力。「全球化」涵蓋的範疇包含國際貿易、傳播通訊、交通運輸、溝通合作與文化交流…等，它打破國與國之間的藩籬，將各國人們之間相互連結、依賴的方式更加的迅速，使得世界的發展有更多元的面貌，各國間的往來也比以往更深入，在這樣的背景與趨勢下促使文化產業的發展。

　　「全球化」源起於打破國際貿易所帶來關稅保護主義與管制措施，為使交易領域更加寬闊，同時降低貿易成本，於是產生了貿易的自由化。至今，推動全球化的最主要的機構，是以經濟自由為中心的「世界貿易組織」(World Trade Organization，簡稱 WTO)；換言之「全球化」的精神在於「自由化」。

　　從社會科學解釋所謂「全球化」，是指「在一個世界體系之中，各國之間加速發展的互相依賴關係，這是藉由經濟、大眾傳媒與現代運輸系統所串連起來。」[1]因此，全球化是一種超越國界的文化模式，將政治、經濟、社會、文化、科技、運輸、生產與消費方式…等不同行為，藉由跨國化的發展打破國與國之間的有形疆域，讓人們之間的距離消失或更加接近，使得文化與產業的互動更加的密切。

一、文化全球化

　　全球化在當今最普遍的現象包含經濟全球化、市場全球化和文化全球化。其中「文化全球化」是指文化產品在全球流通的層面，它的發展趨勢可從正、反兩方面來探討：

---

[1]　引自:徐雨村譯，科塔克著(Conrand Phillip Kottak):《文化人類學 - 文化多樣性的探索(Cultural Anthropology 11e)》（臺北:桂冠圖書公司，2005 年）頁 95。

（一）正面發展趨勢

1. 文化產品商業化

　　文化產品的本質在於提升人們對於休閒、娛樂、審美等需求作為行銷策略，它除了讓人產生愉悅的心情、增添生活的美感之外，但仍是以賺取利潤為目的而開發出來的商品，因此無論是音樂、繪畫、文學讀物或如故宮文物知名的「翠玉白菜」仿品，都可以大量的複製，以提供市場需求，使藝術成為人們生活的消費品。或是在國家音樂廳聆聽現場音樂的演出，也是被認為是一種高價消費的商品，因為購票入場欣賞音樂的藝術愛好者其實就是這場文化活動的消費者，這和一般人到百貨公司購買精品服飾的消費行為，在概念和本質上並無太大的差異。

2. 文化經營企業化

　　文化產品的生產可視為是一種商品，因此在製作上就需考量以大量投資的方式，進行大量生產的經營模式以降低成本提高利潤，同時要顧及產品的要包裝、廣告、行銷，以增加它的銷售量，這與傳統的經營管理方式有極大的不同，因此，如何在全球經濟產業競爭之中使文化經營得以企業化，無非是重要的課題。例如：美國環球影城規模與行銷機制，即是文化產業企業化經營的典型。

3. 文化消費流行化

　　流行文化是社會民主化發展現象之一，而文化全球化帶動流行文化成為人們生活的一部分。流行文化不僅包含娛樂、消費或商品，也包括社會即時熱門話題、文化消費、體驗、和經驗分享，當大家一起參與環保活動、騎單車進行休閒娛樂、三月媽祖繞境節慶、《復仇者聯盟》、陸劇《延禧攻略》、太陽劇團的演出⋯等共同話題時，人們的價值判斷因之形成並且在即短時間內成為一股消費熱潮，使得這些文化商品的經過不同形式的包裝成為大家追逐的目標，這就是文化消費的流行化。

4. 文化國界模糊化

　　資訊科技的快速的進步讓文化國界越來越模糊，隨著網際網路、衛星電視、電腦智慧手機等傳播媒體的普及化，使人們能在日常生活中隨時認識不同

國家的文化和創意商品的內容，例如：收看「探索頻道」、CNN、BBC、 陸劇、韓劇、日本動漫、美國好萊塢電影和有線電視節目或上網透過社群媒體與世界各地的網友交談互動、利用網路進行商務洽談或網購等。

（二）負面發展趨勢

1. 霸權文化

(1) 強國主宰弱國：「全球化」的發展是起源於世界經濟體系的階層分類；分別指已開發國家、開發中國家、未開發國的差別。居主導地位者多為經濟強勢大國或強國等，如英、法、日、美國等，他們藉由雄厚的資金組成跨國財團，操控著市場機制；例如：以便宜的價格向非洲和中南美洲等國家購買咖啡原物料豆，經加工完成後的成品或半成品，再以高價賣給臺灣、韓國、馬來西亞等開發中國家，因此經濟強權國家不僅搶占許多好處，也扮演剝削者的角色，讓被剝削者的處在不平等的關係。

(2) 大公司控制市場：經濟自由化下的全球化，也形成了全球化不公平的競爭，許多已握有優勢經濟和資源的企業在「贏者通吃」的原則下，常以大併小的情形擴大自身的版圖與規模，相反，有些經營規模較小或財力不夠的企業，因缺乏與大公司削價競爭的能力，以致被遭到併購的命運或被迫退出市場，讓強大跨國公司更可以不費吹灰之力將事業版圖擴增，主宰市場機制。

2. 間接文化「殖民」

是指在文化交流上僅限單向而非雙向交流。由於各國在資訊科技所投入的資本、設備、人力資源等差異甚大，通常在傳播媒體或網路科技較不發達國家僅能接受文化輸入而無法輸出，形成單一面向的傳播，導致國內的文化認同產生分歧。自 1980 年代，美國好萊塢和時代華納公司(Time Warner)影業所代表跨國媒體公司及影視產業，透過其雄厚資本及先進科技稱霸全球，美國幾乎就是文化霸權的同義詞也間接滲透影響各國文化發展，因此早期的文化全球化論述即有全球化等於美國化的說法。現今在臺灣電影的欣賞與消費仍以美國產品為主，而電視卡通節目大都以美國迪士尼為主，日本的動漫影片的所占的比例也不少，以致於國人在看電影的習慣和國內兒童長期收看這些節目，會出現崇洋或哈日的行為，也就是國人在影視文化分類和喜好已間接受到美、日的「殖民」。

3. 「在地化」反抗「全球化」

全球化的浪潮襲捲世界讓人們可以輕易的接受到不同的資訊,以及了解異國風情習俗與文化,但也影響原有的傳統文化受到這股風潮的影響逐漸式微甚至消失,於是另一種對抗全球化的思潮很快受到激勵,形成了「文化在地化」(localization)的策略與回應的方式。「文化在地化」主要突顯地方特色再現在地文化的面貌,發展國際競爭的模式與管道,將在地獨一無二的產業與文化來面對全球化的入侵與挑戰。

 ## 4-2　文化產業的興起

一、文化產業的內容

「全球思考,在地行動」是文化產業(Cultural industries)基本的概念,因此各國在這個思維下以自身文化為主軸,逐步發展出來的相關產業。由於「文化」在學術的定義非常廣泛,使得「文化產業」定義產生多樣的內容。另外,文化產業在世界各國發展的過程中,因各國文化的差異和重視的方向不同而有不同的名稱,如法國、芬蘭稱為「文化產業」、英國與香港稱為「創意產業」(Creative industries)、南韓為「內容產業」(Content industries),臺灣則稱之為文化創意產業(Cultural and Creative industries)。

聯合國教科文組織(UNESCO)在聯合國負責主要的工作是制定和推動全球文化政策,該機構認為創意是文化發展過程不可缺少的一部分,而創意的展現可以藉由有不同的媒介表現出來,它對「文化產業」的解釋如下:

結合創作、生產與商業的內容,同時這內容的本質,具有文化資產與文化概念的特性,並獲得智慧財產權的保護,而以產品或服務的型式呈現;從內容上來看,文化產業可以被視為是創意產業,包含書報雜誌、音樂、影片、多媒體、觀光,及其他靠創意生產的產業。文化產業也可以被稱為創意產業(creative industries);或在經濟領域中,所說的未來性產業(future oriented industries);或在科技領域中,所說的內容產業(content industries)。[2]

---

[2]　網址:http://en.unesco.org/(UNESCO)

　　根據聯合國教科文組織將文化產業的內容分成三項：文化產品、文化服務、智慧財產權，各項的內容說明如下： [3]

1. 文化產品：係指書本、雜誌、多媒體產品、軟體、唱片、電影、錄影帶、聲光娛樂、工藝與時尚設計。

2. 文化服務：包括表演服務（戲院、歌劇院及馬戲團）出版、出版品、新聞報紙、傳播及建築服務，也包括視聽服務（電影分銷、電視／收音機節目及家庭錄影帶等）。

3. 智慧財產權：生產的所有層面，例如：複製與影印、電影展覽，有線／衛星與廣播設施，或電影院的所有權與運作等，圖書館服務、檔案、博物館及其他服務。

　　目前各國對於文化產業的概念缺乏統一的定義，而是以各自發展的重點和方向來給與合適的名稱，譬如稱為「文化產業」、「創意產業」、「內容產業」、「文化創意產業」等，但其內涵大致相同都強調以「文化」和「創意」為素材，並在智慧財產權的保護下創造經濟效益和就業機會。

4-3　日本、韓國文化產業

　　日本動漫與南韓影視產業內容在亞洲的發展情形已具規模，值得參考和了解其優勢之處。日本是目前世界最大的動漫製作和輸出國因此早有「動漫王國」的稱號，現今全球所播放的動漫作品中，有六成以上出自日本；臺灣因與日本鄰近同時長期受到日本的動漫輸入的影響，使得「哈日風」成為社會一股風潮。韓國在 1997 年國家經濟發展受到亞洲金融風暴嚴重的影響，導致 1998 年國內生產總額只剩 7500 美金，也激勵韓國積極發展文化創意產業，包含電視劇、電影及線上遊戲等三大數位在短短十年之間橫掃亞洲市場，也掀起「韓流」的熱潮。

---

[3]　以下各項內容係引自:文建會「文化創意產業發展計畫」，網路資訊:http://web.cca. gov.tw/creative/page/main_02.htm

一、日本的動漫產業

日本雖然在電子產業及汽車產業有不錯的發展，但仍低於它的文化產業規模，動漫產業無疑是日本文化產業中最重要的項目，它的產值根據 2018 年的統計已破 2 兆日元，約占日本 GDP 的十多個百分點。

（一）市場概況

動漫是指卡通動畫(Animation)和漫畫(Comics)二類型。日本動漫市場大都是將賣座的漫畫製作成卡通影片，如深受兒童喜愛的《哆啦 A 夢》、《神奇寶貝》、《名偵探柯南》、《海賊王》、《火影忍者》、《烏龍派出所》等，也有專為製作的動畫片如：《龍貓》、《風之谷》、《天空之城》等。這些動畫片也轉換成電影、電視節目和 DVD 光碟片等發行銷售至其他各國。 2018 年《你的名字》在全球超過 100 個國家上映，臺灣上映的票房達 2.5 億元，拿下臺灣日片影史（含非動畫片）票房第一，比《霍爾的移動城堡》、《神隱少女》等作品更賣座。根據傳影互動公司分析指出，宮崎駿在臺灣雖已有名氣，但新海誠的故事和畫風在臺灣動漫迷更受歡迎。這部片子的 DVD 和藍光影像光碟加起來也售出 6 千多套，已是近期相當暢銷的商品。

日本在 2018 年票房收入前十名的電影，有 6 部是動畫片，顯示動漫在日本的人氣。根據日本動畫協會的 2017 年動漫產業報告，2016 年日本動漫產業市場規模首次突破 2 兆日圓；其中占比最高的是海外電影、DVD 銷售等，共 7.676 億日圓。其實日本願意花錢到電影院看動畫片的人也逐漸增加，一部分是因為從小看電視卡通長大的人，會花錢去看劇場版，例如：《名偵探柯南》每年 4 月電影上映時，一定會去戲院報到。此外，晚上 11 點到清晨 4 點播出的深夜動畫也有固定粉絲，他們也會去看劇場版，如：《Love Live!》、《少女與戰車》、《魔法少女小圓》、《刀劍神域：序列爭戰》等，票房收入都超過 20 億日圓。

（二）成功的原因

1. 社會認同

　　日本在漫畫藝術的發展約有一千多年的歷史，特別是在二次大戰後動漫成為日人釋放生活壓力和娛樂的方式之一。相對於其他國家的動畫片是兒童節目，在日本動畫片的類型依不同年齡層的民眾，有不同風格的動漫作品，比如說，冒險漫畫以動作、冒險題材的漫畫，例如：《航海王》；以搞笑、幽默為目的的漫畫，例如：《抓狂一族》；以戀愛為題材的漫畫，例如：《流星花園》；以推理、解謎為題材的漫畫，例如：《名偵探柯南》等。在臺灣家長並不鼓勵、甚至反對小孩看漫畫，但在日本大人小孩都愛看，許多漫畫創作、出版，是不會刻意區分年齡和性別，動漫已是日人全民的愛好。

2. 有系統的投資與經營模式

　　日本動漫之所以蓬勃發展主要的原因在於投資與經營模式已形成完整的產業鏈；日本在產出一部動畫作品是結合許多廠商共同投資經營，包括動漫作品原創出版商、影視公司、廣告公司、玩具商、遊戲軟體公司等。運作模式為製片人製作卡通動畫片，代理商銷售，影視系統播放，企業購買卡通動畫產品形象並開發包括服裝、玩具、飲料、生活用具等衍生產品，商家銷售產品。這樣異業結合的運作模式，不僅在於累積大筆資金、而且能分散降低開發新產品的風險，另外，也因不同專業的分工各司其職而加速產能和效率。

3. 充足的專業人才

　　日本漫畫、動畫整體發展有不錯的成果，吸引許多相關人才投入：創作方面有細田守、押井守、宮崎駿、庵野秀明等著名的動漫大師。其他後製工作有許多優秀的動漫導演，例如：新海誠，以及在第一線上工作的動漫專業人才、製作公司，例如：東映動畫和京阿尼。在人才培養方面藉由教育機構專門設置動畫科系知名學府，像京都精華大學、東京藝術大學、武藏野美術大學、多摩美術大學等也都設有相同科系。

4. 政府重視社會支持

　　隨著文化產業的興起和「文化全球化」浪潮波動，日本政府和社會各界都看到動漫遠景並極力支持。2008 年日本數位內容產業的市場規模僅次於美國的

68 兆日圓（約合新臺幣 23.4 兆）排名世界第二，日本的智慧財產計畫已邁入第 7 年，其中漫畫、電影、戲劇、音樂、遊戲等品牌創造相關之產業被定義為「軟實力產業」以期增強它的國際競爭力。另外，不少漫畫家、動畫家也獲頒日本文化勳章，表達他們對文化的貢獻。這些動漫大師的作品也常受邀在國立美術館和博物館中展出。

5. 反應國際市場的需求

有些日本動漫作品涉及成人題材，例如：血腥、暴力、色情、宗教等議題，這些影響身心健康或不當的內容是難以進入國際市場，為考量國際市場的需求，在日本境內發行的動漫作品有關暴力、色情、宗教等限制級的畫面會以馬賽克處理或直接刪減，甚至有些產品的內容在構思之前，就已考慮國外觀眾的習慣和喜好，以使成人動漫作品也能順利進軍國際市場。

二、南韓的內容產業

亞洲金融風暴後，為了重振經濟，韓國在 1998 年提出「文化立國」戰略，將文化產業作為 21 世紀國家經濟發展的策略。韓國政府認識到國家不能只發展經濟和工業，還需進一步提升知識型產業來強化國家的競爭力。之後，政府陸續設置許多專責機構和訂定一系列相關施政方向，並致力發展數位內容、影音多媒體作為文化產業主軸。

（一）市場近況

根據韓國文化體育觀光部統計，韓國文化產業出口規模從 2008~2011 年間，以年均 22.5%的速度飛速增長。其中，影視、動畫、音樂軟體、電玩遊戲等創意產業增長最為顯著。也預測，韓國文化產業整體對外出口額將在 2017 年達到 100 億美元，並預期 2020 年，將文化內容出口額提高到 224 億美元，從 2010 年全球排名第 9 位提高到 2020 年第 5 位，使韓國成為世界第五大文化強國。韓國的文化產業中又以影視產業的表現最為出色，所製作出的產品在量與質在全球化的市場被視為最具發展潛力，同時也在短時間內占據大部分亞洲市場。

　　韓劇《藍色生死戀》和《冬季戀歌》在臺灣、香港及日本都創收視新高，劇中男女主角裴勇俊、宋承憲、宋慧喬和元斌等人的知名度也跟著水漲船高，在中國大陸還創下 58.2%的最高連續劇收視率；例如：《冬季戀歌》在日本播出時收視率高達 20%以上，男主角裴勇俊因此而紅透半邊天，連當時的日本首相小泉純一郎都說：「勇樣（裴勇俊）是我的偶像。」而由韓國文化廣播電視臺(MBC)出品的年度古裝大戲《大長今》，則是韓國電視史上最具影響力最賺錢的連續劇，該劇製作費每集雖高 450 萬臺幣（約為臺灣的 4 或 5 倍），總製作經費約為 2 億 5000 萬臺幣，但《大長今》從廣告、外銷與品牌授權金等的收益估計約達 9 億新臺幣，淨收入約可達 6 億 500 萬元。在電影市場方面也十分熱絡，根據南韓《東亞日報》的報導，南韓的電影海外出口金額近五年來大約增加了四倍，2003 年時達 369 億韓元約 3098 萬美元，折合新臺幣約 10 億元，而 2004 年上半年更已達到 3700 萬美元（約 12 億新臺幣）。

（二）成功的因素

1. 正確的文化產業策略

　　韓國政府積極推動文化產業的方式是以文化資產為內容，藉由科技的輔助轉化為文化創意產業，並以進入國際市場為最重要的目標，換言之，「以文化為內容，科技為載體，藉由全球化進行擴散」。操作策略是以資源整合的方式，開發重點產業和發展具國際競爭力而且質量俱佳的文化產品，因為目標、策略、作法皆適宜，使得韓國的文化產業得以快速成長。

2. 政府全力支持與推動

　　韓國政府啟用國家資源，推動文化產業的發展。公部門在 1994 年文化觀光部已設立「文化資產局」，1997 年韓國設立「文化產業基金」，提供新創文化企業貸款。在公權力方面 1999 年，韓國國會通過「文化產業促進法」、「文化產業振興基本法」，從政策、法律、財政及基礎建設等方面提供發展文化產業的利多條件；2001 年成立「文化產業振興院」，從遊戲的資金、平臺與海外拓銷三方面進行支援給予實質支援。對產業界方面，則規劃集中資源以凝聚成文化產業鏈，從 2001 年至 2010 年間，在全國設立 10 多個文化產業園區、10 個傳統文化產業園區及 1~2 個綜合文化產業園區，以集中資源形成聚落效應。

3. 傳統文化與創新

　　一個國家的在經濟與文化發展中可藉由吸取他國已成功的經驗，但因各國國情的差異，在仿效他國經驗過程中未必都能成功，主要因素在於能否保留傳統文化又能加以創新。同時當世界各地傳統文化深受西方文化的影響而逐漸式微時，韓國政府意識到科技是輔助文化傳播的最佳媒介，於是致力於科技發展，學習美國、日本的成功經驗而加以改良創新。例如：以熱門的電視劇帶動觀光，藉此推銷韓國的觀光文化產業；像是《冬季戀歌》讓南怡島成為戀人朝聖渡假景點、《大長今》使濟州島風華再現等，成功的將「全球化」負面影響轉化為有效的功能。

4. 人才培養機制

　　2000~2005 年間，韓國以電影、卡通、遊戲、廣播影像等產業為重點共投入 2000 多億韓圓，以培養複合型人才。另外，落實藝術學科的實用性教育，以及強化文化產業與純藝術人員之間的交流合作，培養文化藝術和文化產業的所需的人才。

5. 制定相關法規

　　1999 年韓國國會通過文化產業促進法、文化產業振興基本法，明定文化產業的內容與範圍，為跟上數位化時代的腳步和文化產業發展趨勢，近期也陸續對原有的影像振興基本法、電影振興法、廣播法、著作權法、唱片錄像帶暨遊戲製品法等法規做部分或全面的檢視。

6. 全球策略

　　發展文化產業若侷限於國內而無法走進其他國家其規模會逐漸縮小，因此韓國對國際市場的開發相當重視。先針對中國大陸、日本等東亞地區市場進行開發，作為前進世界的跳板，再藉由跨國生產合作，學習先進技術，強化韓國在國際市場的地位。

4-4　臺灣的文化創意產業

　　隨著「文化產業」成為重要經濟發展目標，國家將 2003 定為「文化產業年」，以文化產業為核心做為年度施政主軸。2008「文化創意產業」被列為十大重點投資項目之一，並編列六年 208 億元經費，逐步提升產值、就業人口和消費數據。與過去的「文化產業」相比，名稱特別多加「創意」兩個字，意義卻有不同的內涵。因為「創意」在「創意產業」(creative industry)新政策的理念，除了延續過去的「文化產業」，更增加了「以文化為核心的創意產業」。並對「文化創意產業」作出明確的界定：「源自於創意或文化累積，透過智慧財產的形式與運用，具有創造財富與就業機會潛力，並促進整體生活提升之行業。」[4]

　　臺灣過去對「文化創意產業」雖然沒有詳細的分類與統計，因此要發展哪一類的「文化創意產業」？在「文化創意產業推動小組」第三次委員會議的討論中，基於「催化創意生活產業發展，文化創意產業新契機」的願景，決定將：「視覺藝術」、「音樂及表演藝術」、「工藝」、「設計產業」、「出版」、「電視與廣播」、「電影」、「廣告」、「文化展演設施」、「數位休閒娛樂」、「設計品牌時尚產業」、「建築設計產業」和「創意生活產業」列為主要推動的範疇。

　　以下相關文化創意產業案例介紹將針對「視覺藝術」、「音樂及表演藝術」、「文化展演設施」、「工藝」、「創意生活產業」，以及新增「地方特色產業」進行說明。

1.　視覺藝術產業

　　凡從事繪畫、雕塑及其他藝術品的創作、藝術品的拍賣零售、畫廊、藝術品展覽、藝術經紀代理、藝術品的公證鑑價、藝術品修復等之行業均屬之。

---

[4]　2009 年 5 月，行政院院會通過文建會所提出的「文化創意產業發展草案」，已送立法院審議。草案中第三條對定義與產業類別有明確的說明：「本法所稱文化創意產業，指源自創意或文化積累，透過智慧財產之形成及運用，具有創造財富與就業機會之潛力，並促進全民美學素養，使國民生活環境提升之下列產業：一、藝術產業。二、媒體產業。三、設計產業。四、數位內容產業。五、其他經中央主管機關指定之產業。前項各款產業內容及範圍，由中央主管機關會商中央目的事業主管機關擬定之。」

※ 案例介紹─朱銘美術館

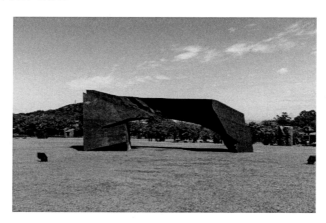

圖 4-1   《朱銘美術館》

臺灣北海岸的金山地區，擁有全臺自然的海蝕地形與天然溫泉成為知名的觀光景點，朱銘美術館 1999 年在此成立，更增添金山美麗的人文景觀。進入朱銘美術館前需從濱海公路旁的山間小徑蜿蜒而上，當進入園區停車時，眼前寬廣的視野讓人心胸為之開闊。美術館占地十一甲將藝術與大自然合而為一，為臺灣最大的戶外雕塑展示空間，也是藝術家朱銘這一生美學與創作的寫照。占地三萬多坪向海山坡的美術館，利用環境特殊地貌形塑出作品的美感，包含朱銘每一個時期與每一個系列的創作，共計一千多件。現今園區規畫為：服務中心、會議廳展覽室、運動廣場、藝術表演區、戲水區、朱儁館、太極廣場、人間廣場、美術館本館、慈母碑、天鵝湖、藝術長廊等區域。這些都是朱銘歷經十二年所打造出的人文藝術空間，最主要的用意就是要為作品們找一個「家」，同時也結合藝術觀光休閒，提供現代人可以放慢腳步接近藝術、沉澱心靈的場域。

2. 音樂與表演藝術產業

凡從事戲劇（劇本創作、戲劇訓練、表演等）音樂劇及歌劇（樂曲創作、演奏訓練、表演等）音樂的現場表演及作詞作曲、表演服裝設計與製作、表演造型設計、表演舞臺燈光設計、表演場地（大型劇院、小型劇院、音樂廳、露天舞臺等）表演設施經營管理（劇院、音樂廳、露天廣場等）表演藝術經紀代

理、表演藝術硬體服務（道具製作與管理、舞臺搭設、燈光設備、音響工程等）藝術節經營等之行業均屬之。

※ 案例介紹—相聲瓦舍

　　相聲瓦舍最初只是國立藝術學院（現為臺北藝術大學）的一個學生社團，由當時在戲劇系就讀的馮翊綱、宋少卿兩人組成。兩人畢業之後共同成立了相聲瓦舍這個表演團體。一開始劇團的經營相當艱苦，但經過幾年的慘澹經營，相聲瓦舍儼然成為臺灣目前首要的說唱藝術團體。它的成功，最主要的原因，還是在於它能以傳統為基礎，卻不守舊。他們從相聲即有的形式不斷開發的所謂「相聲劇」，不僅將傳統相聲固有「說學逗唱」的技藝發揚光大，還結合了當代舞臺理論與技術、舞蹈、燈光、數位聲光效果等元素，將傳統相聲舞臺的簡約與單調，轉化成為引人入勝的表演形式。諷喻與關照時事，一直是相聲藝術的主題之一，也是它源源不絕的創意來源，因此瓦舍也積極研發結合時事的新本相聲，讓舊有形式不斷地結合新內容，而不落俗套。除了作品本身之外，瓦舍也靈活的使用市場行銷技術，與唱片業者合作，發行演出實況錄影錄音之 CD 與 DVD，擴大節目的流通範圍與時間，同時開發潛在觀眾與市場。瓦舍也考量到藝術向下紮根的重要性，與培養自己未來的觀眾群，也主動地與全國各大專院校合作、製作相聲藝術節或公演，使數年來累積的成果可以在全國各地持續地發酵。

3. 文化展演設施產業

　　凡從事文化資產利用、展演設施（如劇院、音樂廳、露天廣場、美術館、博物館、藝術館／藝術村、演藝廳等）經營管理之行業。

※ 案例介紹—臺中國家歌劇院

　　臺中國家歌劇院自 105 年開幕，3 這年多來致力深耕中臺灣藝術土壤，逐步穩定開拓藝術創作、跨域展演、活絡中臺灣場館平臺、以及加藝術教育之推廣。歌劇院的專業執行力在於結合科技藝術跨領域劇場定位，已成為中臺灣文化發展的領頭羊。為活化中臺灣藝術展演風氣，每年為中臺灣觀眾策畫主題式的展演；「春天：TIFA（科技藝術—國際藝術節）」、「夏天：音樂劇」及「秋冬：遇見巨人」三主軸節目，兼蓄傳統與創新內涵的節目，透過作品的多元豐

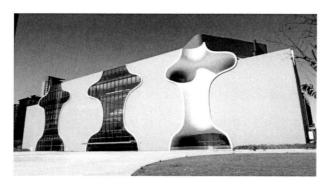

圖 4-2　臺中國家歌劇院

富的內容，讓民眾接觸多元當代、科技劇場藝術，打造主題式藝文體驗。為提升歌劇院的國際知名度，持續與歐美藝術節、重量級歌劇院、劇場合作、對話，透過新作共製、邀演、駐館藝術家交流等計畫，提升歌劇院的國際地位。為推動友善場館理念，以五種語言的語音自助導覽機迎接來自世界各地的朋友，透過建築、植栽、當代藝術及劇場解密等主題導覽，強化入館民眾的藝文體驗與文化參與；108 年更將加入手語與視障的無障礙導覽服務，讓民眾感受無門檻的劇場魅力。為培育中臺灣培育藝術行政、場館營運以及劇場技術等專業人才成立「NTT 學苑」，全力提升中部藝術劇場的專業度，厚植中臺灣藝術發展的新風貌。另外，以經營「會員」制度和提供優惠措施的待遇，鼓勵臺中市民走進劇院欣賞高水準的表演藝術，來培養開發表演藝術欣賞客群。

4. 工藝產業

凡從事工藝創作、工藝設計、工藝品展售、工藝品鑑定制度等之行業均屬之。

※ 案例介紹—法藍瓷

知名工藝產品「法藍瓷」的名稱是音譯於創辦人陳立恆先生的德文名字FRANZE，已進駐國內檔百貨公司並在許多高價精品爭相中嶄露頭角。Franz Collection 專櫃深受消費者的喜愛在於瓷器產品本身具鮮明的設計風格，將臺灣自然生態中常見的蜻蜓、青蛙、蝴蝶、蘭花等圖案，藉由 3D 立體電腦圖像技術和精巧手工技藝形塑出產品風格與特色的。法藍瓷有限公司企業是以禮品製造代工起家的海暢集團，初期經營木器、皮革製品、禮品等飾品的外銷事業，

並為德國、英國等眾多國外知名瓷器品牌進行產品代工及設計(OEM/ODM)，近三十年的產業的成績除了實際財富的累積，有關產品開發設計、生產製作與行銷通路等國際貿易經驗也成為公司資產的一部分；然而，正如臺灣以代工事業起家的公司，海暢也面臨了中國代工產業的興起和威脅，大量勞力密集以及低價市場競爭的壓力，同時面對臺灣代工市場萎縮的窘境讓企業必須思考如何維持與開創之間的抉擇。「法藍瓷」自 1997 年起投入二億臺幣進行法藍瓷的研發，將品牌定位在可與世界知名瓷器品牌競爭的水準，一開始就在美國、歐洲、澳洲、紐西蘭等地成立行銷據點，2004 年已在歐美各國建立了近四千個行銷據點。在產品創意的提升上，除了投入五十多人的研發團隊，進行生產技術、設計、材料等研發工作，期望讓產品的藝術創意能更上一層樓。由代工廠商走入國際品牌的競爭市場，法藍瓷強調產品的「創新與競爭力」，再藉由經營策略的運用，成為開發自創品牌的重要關鍵。

5. 創意生活產業

　　凡從事符合下列定義之行業均屬之：(1)源自創意或文化積累，以創新的經營方式提供食、衣、住、行、育、樂各領域有用的商品或服務；(2)運用複合式經營，具創意再生能力，並提供學習體驗活動。

※ 案例介紹—華陶窯

　　位於苗栗縣苑裡鎮的華陶窯自 1991 年開始，以花、陶、案、景為四大主題規劃「華陶窯知性之旅」，透過預約及人數管制的方式，對外正式開放人文窯場。參觀者可以在詩意盎然的環境中，用柴燒咖啡杯喝咖啡、用厚實的大碗公吃農家割稻仔飯、或是親身體驗捏陶製陶的樂趣，並經由詳實的導覽解說，領會窯場文化、建築特色、自然生態的多元及豐富。透過生活空間、日常行為及器皿使用的結合，讓參觀者在不知不覺中感染了華陶窯獨特的生活意境。陶窯總監陳育平表示「當認可了某種生活情境與生活方式，其中所需的各種用品自然而然會被購買」。1996 年起，華陶窯引進企業經營概念，建立完備的營運組織制度，在陶藝部門下設有研發、設計、生產、銷售、教學等單位，有系統地將陶藝作品朝商品化多元發展；企劃部門更不定期舉辦柴燒陶展、季節茶會、陶窯文化培訓營等活動，並搭配時令節氣規劃各種周邊商品，如茶宴飲茶陶

組、木玫瑰花束禮盒、陶瓶香茅油、園林概念手工皂等，體現華陶窯獨特的生活美學，而華陶窯的一草一木，也在充滿質樸生命力與人文況味的商品中活了起來。 2003 年華陶窯成立窯場文化社區教習劇場，延續推廣在地生活文化的理念，與公部門合辦藝術節等活動，也與民間團體共同舉辦研習營及體驗營，並通過文建會地方文化館計畫成為臺灣人文窯場展演館，同時展開與國外藝術家交流活動。 從一個苗栗後山的神秘工作室，到複合式經營的生活園區及文化企業，華陶窯以二十年的拓墾精神，從土地和生活情感出發，堅持在生活中累積創意與人文的能量，創作出「臺灣國園林裡的生活藝術」。華陶窯已成為一個生命力豐沛的品牌，代表的是隨緣適性的生命情調，以及歷史、自然與個人生命細細交纏的人文精神。

6. 地方特色產業

　　地方是指以鄉、鎮、市為地域單位。特色產業是指依據當地氣候、地理資源、歷史故事、傳統技藝、種族風俗所發展的經濟活動，具有獨特、歷史、文化的特性。

※ 案例介紹—布農部落屋

　　位於臺東縣延平鄉的桃源村的布農部落屋已成為東臺灣重要的私人原住民休閒觀光園區。回顧推動布農部落屋成功的原因，在於 1995 白光勝牧師成立布農文教基金會，鼓勵在外的布農族人返鄉共同打造一個能夠兼顧文化傳承呈現布農部落生活文化風貌的經濟休閒農場。自從創立以來布農族人的生活方式與工作型態有了大幅度的改變，族人們重新找到了屬於布農族的定位，桃源村也因此成為了名副其實的世外桃源。在園區裡除了有溫馨舒適的部落民宿可供遊客的身心得到暫時的休憩外，還有古樸的部落咖啡屋，所有桌椅都是一刀一劃雕刻出來的藝術品，提供訪客品茗、經驗分享的所在；而在部落餐廳裡也供應了部落自行生產的風味餐，包括小米麻糬、月桃飯、山豬肉，當然也附上了原住民最引以自豪的小米酒；部落劇場則透過布農男女老少族人的肢體語言，展演出布農的文化色彩。幾年下來，從一個工作人員到現在一百三十六名專、兼職員工，基金會創造出自給自足的產業模式，讓延平鄉民得以在此安身立命。不論老人、青壯、兒童，皆從這小小的兩甲地出發，運用自己的力量與雙手，編織出一幅具有布農地方特色的美麗文化圖騰。

問題與討論

1. 文化創意產業的意義為何？請舉例說明。

2. 日本、韓國在文化創意產業的發展有哪些做法與策略？

3. 說明臺灣在文化創意產業的發展有哪些成功的案例？請舉例說明。

4. 面對 21 世紀「全球化」潮流的挑戰，「文化創意產業」的應對策略為何？

參考文獻

文化部(2007)。**2006 年台灣文化創意發展年報**。臺北市：經濟部工業局。

夏學理(2008)。**文化創意產業概論**。臺北市：五南圖書出版股份有限公司。

夏學理(2019)。**文化創意產業概論**。臺北市：五南圖書出版股份有限公司。

溫泉價值創新應用

編著者：林指宏

📖 前　言

　　國際上溫泉豐富國家之發展政策，莫不以樹建溫泉獨特品牌和倡導溫泉健康旅遊地優勢為其觀光政策推動目標。相較於歐洲、日本和其他溫泉充沛的國家，臺灣溫泉產業的發展起步稍晚，加上溫泉露頭普遍處於山地、河川水位之地理位置區，不利於發展成為大型溫泉渡假中心。儘管如此，臺灣擁有完善的溫泉法及相關醫藥、生物科技、觀光休閒、資訊服務等技術先進的優勢條件，有助於溫泉產業推動「健康旅遊地」之模式，加上臺灣溫泉產業沒有像歐洲和日本等國家之溫泉傳統文化對產業創新的侷限包袱，對整體溫泉產業價值創新和發展溫泉國際品牌有較樂觀的優勢。本章節將以臺灣溫泉產業國際化之發展歷程為章節論述主軸，並輔以案例來說明溫泉價值創新應用方式。希冀透過本章節的解析，從國際溫泉發展史、溫泉地方創生及溫泉品牌樹建之歷程，以溫泉當火車頭引領讀者從臺灣溫泉地方創生發展模式，探索溫泉區導入地方創生的作法，進而了解臺灣溫泉價值創新之產業發展終極目標。

5-1　國際溫泉發展史

　　歐洲為溫泉開發應用的主要發源地，史料記載的古希臘和古羅馬時期，都是熱愛溫泉的輝煌世紀。古希臘時期的神學風潮影響溫泉創意思維，溫泉被視為神賜恩典，受神祈福之溫泉，飲用或沐浴得以治療疾病；古羅馬時期則因常年征戰，在安置傷兵的過程中，發現了溫泉對傷口修復有神奇效果，因溫泉對於傷口療癒的案例，便成為帝國創意思維的源頭，並讓古羅馬軍隊重新開啟古希臘神殿大門，設置成為戰事時期的溫泉傷兵療養所，當帝國太平時期亦因大量士官兵皆曾受惠於溫泉而保命，熱愛溫泉的風潮更勝於戰事時期，帝國開始投入資金興建具備多樣溫泉享樂方式的宮庭式大型溫泉育樂中心，更是當時名流人士日常集會的育樂場所。然而，當古羅馬帝國頹廢且基督教義興起時期，接踵而來的世紀黑死病橫掃全歐洲，頓時溫泉成了瘟疫溫床，人們唯恐避之不及，古羅馬溫泉宮殿瞬間成了廢墟，溫泉沉淪千年而無人過問，稱之為黑暗時期。直到十六世紀文藝復興時期，隨著民風漸開，當時義大利醫師著手使用溫泉飲用法來治療病患，獲得肯定性的效果。此時，有更多的醫師也加入溫泉醫療應用行列，溫泉成為實證醫學的神奇寶貝，各式各樣的創意點子不斷，溫泉不僅可飲用治療身體各種疾患、可浸泡治療皮膚病、可吸入蒸氣治療呼吸道疾病、可被使用在大腸水療法和靜脈注射用途，成就了歐洲溫泉醫學的鼎盛時期。

　　儘管此時溫泉在歐洲已成為醫療聖品，但每當溫泉應用的點子閉塞時，古羅馬的溫泉遺址便成為最佳的創意思源，法國把古羅馬傷兵療養所的點子應用在溫泉皮膚病治療中心；埃及則強調浸泡溫泉時應遵守溫度漸近式升高的浸泡法，而延伸成為埃及浴；土耳其著重在溫泉岩盤溫熱發汗的治病效果，發展出土耳其浴；芬蘭較為貧窮，人們只能以木炭在房間裡烤火取暖，烤得太熱時在火炭上澆點水降溫，沒想到當時窮人度小月的日子，變成了今日的芬蘭浴，而俄羅斯富人在烤箱享樂時，常隨身攜帶傭人並指使利用柳枝條進行背部拍手伺候，衍生成為俄羅斯浴。當然，當時溫泉的飲用仍被視為醫療主軸療法，而病患飲用溫泉需要依照醫療處方進行，發展出今日在捷克相當知名的伴手禮品「溫泉飲用杯」。

　　十九世紀末是歐洲溫泉醫學的鼎盛時期，德國<u>貝爾茲</u>醫師曾到訪日本，遂將歐洲溫泉醫學精華傳授到日本，造就日本溫泉醫學的盛世和熱潮，讓溫泉醫學得以流傳不息。二十世紀初，歐洲民間企業大量資金投入建構的休閒娛樂場域、溫泉浴療(Balneotherapy)場所、健康渡假中心(health resorts)和溫泉 SPA 會館，並導入企業創新服務營運模式，展現企業靈活性以創造更大的獲利空間，例如俄羅斯、美國和紐西蘭的企業，成功利用溫泉地熱發電，且美國更將溫泉地熱擴大到農業栽培、溫室加熱和融雪的應用；法國強調溫泉在生物科技領域的創新利用價值，將溫泉開發出品牌的化粧保養品；日本和捷克在地溫泉業者，開闢溫泉運用於食品加工或溫泉風味餐。時至今日，歐洲許多國家善用自然環境、專業醫療技術和健康管理服務的優勢，設置大型的溫泉保養地，有效提高溫泉理療的健康服務層面，且知名企業更將溫泉資源融入美容和抗老化、健康飲食和體重控制、健康旅遊等產業領域中，掀起另一波獨特的溫泉健康飲食及美容保健商機，有關國際溫泉主流之發展關聯，詳如圖 5-1。

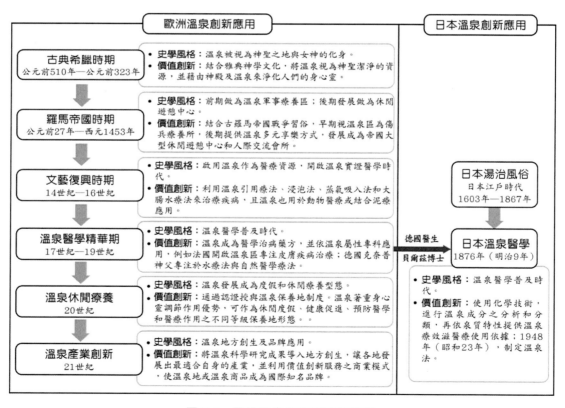

圖 5-1　國際溫泉主流之發展關聯

資料來源：作者自行整理繪製

現今歐洲溫泉醫療的色彩雖已逐漸褪色，但溫泉產業的商業操作手法則更為新穎和靈活，企業善用溫泉科學新證據並結合「地方創生」新思維，進而轉變成為一種品牌休閒的商業行為，例如：捷克卡羅維瓦利(Karlovy Vary)，至今仍保有溫泉飲用之特殊造型的溫泉飲用杯(Karlovy Vary special porcelain cups)，遊客可以在當地直接選購使用或當作旅遊伴手禮，促成地方特色溫泉品牌，創造另一層級的溫泉文化商機；英國的巴斯溫泉(Bath)、匈牙利的布達佩斯(Budapest)、法國的薇姿城(Vichy Town)、德國的巴登巴登(Baden-Baden)和捷克的卡羅維瓦利，都是仰賴其優異的溫泉資源和傳統文化，成功形塑成為全球知名的溫泉旅遊地品牌（林指宏，2018b）。

5-2　溫泉地方創生及品牌應用

　　地方創生(place making)理念發源於日本，其中心思想是「產、地、人」三位一體，以「創意、創新、創業、創生」的策略規劃，開拓地方深具特色的產業資源，也就是希望地方能結合地理特色及人文風情，讓各地能發展出最適合自身的產業，藉以活絡在地產業經濟的實踐方式。隨著服務業的興起，全球溫泉產業重新點燃價值創新之獨特經營新潮流，溫泉成為地方品牌核心，擁有溫泉資源的區域，莫不以自身溫泉為優勢，緊密與當地觀光、人文及地方特色等資源結合，藉以突顯溫泉品牌效益來提升國際觀光經濟效益。

　　除此之外，地方創生也需要導入創新營運模式，善用其品牌宣導和行銷策略，來打響國際知名溫泉品牌國度之美譽。譬如，擁有溫泉資源的企業普遍會善用溫泉健康促進和理療特色，倡導「溫泉健康旅遊地」的優勢，來吸引和提供顧客多樣化的選擇，例如：澳洲以露天溫泉結合自然景觀，強調溫泉除可以浸泡之外，特別標榜溫泉美容和能量治療效果；以色列設立理療觀光區，強調溫泉可供飲用和浸泡之外，特別標榜溫泉具有皮膚疾病治療的顯著效果；法國則強調在溫泉地附設皮膚研究實驗室，證實溫泉對皮膚疾病治療效果，並透過溫泉地品牌及商品行銷全球；德國、義大利、俄羅斯、捷克、保加利亞、希臘等歐洲著名溫泉國家，則強調承襲羅馬時代的溫泉理療傳統，標榜著溫泉理療著名聖地；冰島則以藍湖(Blue Lagoon)富含礦物質而終年呈現藍綠色來吸引民

眾，標榜可治療皮膚疾病；俄羅斯和日本則注重溫泉的健康保養效果，特別標榜溫泉具有醫療用途。

再者，將溫泉結合區位發展並導入歷史典故和文化優勢而成功形塑地方品牌之案例，例如：德國亞琛溫泉(Aachen, Germany)因擁有中世紀極其重要的王者查理曼大帝之城，其所建立亞琛大教堂是德國第一座被列入聯合國教科文組織的世界文化遺產；日本草津溫泉(Kusatsu, Japan) 據說是日本戰國時期受傷武士療養所，並被德國貝爾茲博士推薦為世上少有、珍貴又理想之溫泉療養地；英國巴斯溫泉(Bath, UK)擁有秀麗風光、羅馬溫泉古城和世界遺產文化資源；臺灣北投溫泉(Beitou, Taiwan)從 1894 年（清光緒 20 年）德國硫磺商人奧里(Ouely)開設溫泉俱樂，及日本人平田源吾（1896 年）在此設立了天狗庵旅舍開始，溫泉典故與風情文化流傳不間斷，可譽為臺灣溫泉發展史之軸心；澳洲天然溫泉區提供有原住民族獨特之 Li'TYA Marma Kodo 按摩技法。

另一方面，開拓溫泉區自然景觀資源而成功塑造地方品牌的案例，例如：冰島因藍湖溫泉(Blue Lagoon)因含豐富的矽礦和藻類，在春、秋天時冰湖呈現藍的顏色，而到了夏天水會帶點綠色的顏色，湖光夢幻猶如人間仙境；紐西蘭羅托魯瓦溫泉(Rotorua)源自毛利語，在 14 世紀時居住在北島北邊的「伊汗葛(Ihenga)」南下探險中發現了第一個湖，且湖畔廣大地區都有溫泉，是全球最大的溫泉湖以及溫度最高的溫泉聞名；日本別府地獄溫泉(Beppu hell tour/red pools)，在同一處溫泉區可同時享用八種不同溫泉；西藏羊八井(Yambajan)擁有高溫間歇性的能量溫泉；哥斯大黎加塔巴康(Tabacon)溫泉，具有因重力自然引流特色的奇景，被視為國際著名溫泉渡假中心。

時至今日，溫泉發展已融合產品創新研發之新商業模式，企業將溫泉品牌價值從早期僅依賴實證醫學經驗值，轉向以應用科學證據取得消費者認同來加分，讓許多溫泉區業者原本僅是區域之地方小品牌，能在短時間迅速擴展成為國際知名品牌。此外，近年來科學研究證實，溫泉含豐富能通過細胞膜被人體吸收利用的可溶性矽酸(soluble siticates)，飲用對人體的結締組織、免疫系統、骨骼與關節、心血管系統、神經系統，甚至是皮膚、頭髮及指甲的健康指數，都有非常緊密的關聯，而此一使用溫泉飲用來對抗衰老和疾病的研究論點，讓歐洲地區的溫泉業者看到了溫泉新商機，紛紛導入科學創新行銷手法，將溫泉

轉換成為高附加價值之品牌礦泉飲用包裝水，再透過精美的包裝設計來創造品牌獨特風格，暢銷全球而獲取更高的商業利潤，例如：ROI™（斯洛維尼亞）、Pedras™（葡萄牙）、Gerolsteiner™（德國）、Aigua de Vilajuïga™（西班牙）、Vytautas™（立陶宛）、Mill & Well™（丹麥）、Ramlösa™（瑞典）、OGO™（荷蘭）、Vitalis™（葡萄牙）、SwissMountain™（瑞士）、evian™（法國）、Iceland spring™（冰島）、Galvanina™（意大利）、VEEN™（芬蘭）、Iverskaya™（俄羅斯）、Puyehue™（智利）、Jana™（克羅埃西亞）、Highland Spring™（英國）；這股潮流也開始拓展到亞太地區，例如：FIJI Water™（斐濟群島）、Finé™（日本）、Te Waihou™（紐西蘭）、Beloka Water™（澳大利亞）、KRYSTAL™（中國大陸）、Mulshi™（印度）等；就連原本不太重視溫泉保健效益的美洲地區，特別是美國，也開始熱愛喝起這種含有可溶性矽酸的礦泉包裝水，例如：Hawaiian springs™（美國）、Lauquen™（阿根廷）、Serra da Graciosa™（巴西）、Gize™（加拿大）、Virgen™（烏拉圭）、Puyehue™（智利）等。

另一方面，科學研究也證實可溶性矽酸可以瞬間在皮膚表層形成水脂膜(hydrolipidic film)，達到抗過敏及防止皮膚老化之全方位防護效果，讓另一波美妝企業再度撿到槍，紛紛推出特色溫泉化妝保養品，藉由溫泉價值創新理念成功來形塑企業品牌知名度，進而得到全球消費大眾的信賴。例如：法國品牌的 Avene™、La Roche Posay™、Saint-Gervais™、Uriage™、Vichy™、Biotherm™；匈牙利品牌的 Omorovicza™；義大利品牌的 Borghese™；瑞士品牌的 Methode Swiss™；日本品牌的 Libote™、JPemart™和日本鳥取™；韓國品牌的 Etude House™和 Skinfood™；臺灣品牌的 InSee™等，莫不以溫泉訴求做為企業服務和品牌行銷策略的軸心。

5-3　臺灣溫泉地方創生

隨著經貿自由化、全球化和產業規模化等競爭，國內產業發展也面臨前所未有的嚴酷挑戰，且基於現代產業發展和產品行銷之商業經營模式，過度仰賴商品末端包裝及廣告企劃，導致區域品牌和產地知名度，被劣質產地冒用之事件頻傳。

綜觀歐洲溫泉發展史，知名溫泉旅遊地品牌普遍是由地方團體自發性依在地溫泉區優勢條件，歷經久遠的努力所形塑而來的地方品牌，並經消費大眾及各機關團體認同，才有機會打響國際知名度，因其地方品牌已和在地溫泉區優勢條件有密不可分的關係，故鮮少會出現產地被冒用的案例。相對地，國內溫泉產業和臺灣溫泉名號之所以能在短瞬間躍登國際舞臺，主要還是拜溫泉法之賜。

溫泉法第三條明文規範事業單位有「溫泉取供事業」和「溫泉使用事業」。「溫泉取供事業」主要是透過縣（市）政府溫泉區管理計畫及溫泉取供事業申請經營許可辦法進行審核，而「溫泉使用事業」則以核發「溫泉標章」為依據。108 年 8 月交通部觀光局統計，已核定之溫泉區計有 25 區，而核發之有效「溫泉標章」數量，計有 405 張。然而，臺灣各溫泉區無論是在活動辦理的內容或區位條件行銷策略，甚至連溫泉泉質宣告和溫泉使用模式都極為雷同，導致一般消費大眾無從區辨地方溫泉產業之獨特性，致使民眾或觀光客常誤認到溫泉區就是泡湯的窘境，日後溫泉區若不適時導入「地方創生」理念，形塑地方品牌獨特性，未來將可能出現知名溫泉品牌被混淆使用或產地被冒用的情形。

2016 年臺灣溫泉發展已開始跨入「溫泉價值創新服務」的理念推動階段，溫泉品牌授權、溫泉地方創生和溫泉套裝旅遊行程，都是本階段推展溫泉地方品牌的重要里程碑。臺灣溫泉「地方創生」的作法是將溫泉轉化成為在地優質品牌為軸心，地方以溫泉當火車頭，融合溫泉、科技、文化、農業、保健、生態、景點等內外部資源，整合成一較具有品牌辨識度的觀光行銷系統，藉以形塑「溫泉健康旅遊地」形象，促進溫泉產業全面健康化升級，提供多層級族群保健服務，成為區位產業共榮的新興經濟體。另一方面，「溫泉品牌商品」則著重於價值創新理念，目前國內已實踐之溫泉品牌商品研發品項有「溫泉化妝保養品」和「溫泉保健食品」。惟憑藉溫泉為軸心來活絡在地經濟，並透過高值商品開發以作為地方品牌加分的國際行銷利器，輔以品牌行銷策略打響「地方品牌」知名度，使其成為吸引國際高層觀光客到訪溫泉健康旅遊地的重要驅動因素之一，進而實踐溫泉區品牌化之地方創生目標，詳如圖 5-2 內容。

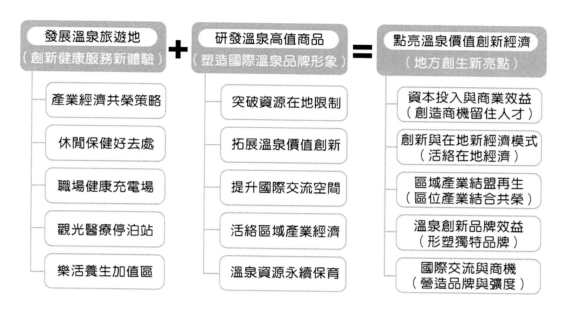

圖 5-2　臺灣溫泉地方創生之策略規劃

資料來源：作者自行整理繪製

一、臺灣溫泉發展里程碑

臺灣地理環境雖和日本同屬於環太平洋火山帶，但溫泉泉質和日本相比較，仍有頗大之差異性。日本地質特性和臺灣「大屯火山群地質」、「西部麓山帶」及「東部縱谷區」的地質學雷同性較高，且日本溫泉普遍以含硫磺成分之高張性溫泉為多，而臺灣眾多溫泉則來自於變質岩層的中央山脈，溫泉含獨特之矽質片岩成分所形成之低張性碳酸氫鹽溫泉（俗稱美人湯）。從實驗證據顯示，臺灣大屯火山群硫磺泉具有抑制細菌生長的作用，對於皮膚衛生保健效果好；來自於臺灣中央山脈變質岩層的低張性碳酸氫鹽溫泉，此含可溶性矽酸，能有效中和自由基，具有對抗細胞凋亡（細胞老化）、抗發炎和美白作用，是極佳的天然養顏美容聖品。另一方面，關子嶺泥漿溫泉之研究證實，青灰泥具有油質、角質蛋白和色素吸附清潔作用，對皮膚清潔呵護效果好。

臺灣溫泉分布密集，史實記載溫泉應用最早可溯源到清領時期，至今有百年之久。1895 年日治時期開發的北投、陽明山、關子嶺和四重溪溫泉，仍維持有日據時期溫泉風格與文化的高知名度溫泉區。光復時期，政府推動國民旅遊，對活絡溫泉區經濟助益頗大。2003 年臺灣完成溫泉立法後，逐步從法規期

轉而朝向價值創新服務和國際觀光趨勢。綜觀近代臺灣溫泉發展趨勢，可歸納為四大階段：(1) 2000~2005 年的「溫泉資源盤點與管理」階段；(2) 2006~2010 年的「溫泉資源合法與教育」階段；(3) 2010~2015 年的「溫泉資源多元應用」階段；(4) 2016 年開始跨入「溫泉價值創新服務」的理念推展階段。

有關臺灣溫泉價值創新服務的發展階段與目標，詳如表 5-1 內容。

表 5-1 臺灣溫泉發展與價值創新應用里程碑

年代		發展概況	里程碑
清領時期（1894 前）		原住民溫泉在地利用 北投硫磺開採貿易 漢人開啟溫泉沐浴	開啟溫泉露頭 溫泉礦業應用
日治時期 (1895~1945)		興建溫泉旅館 進行溫泉調查 興建溫泉浴場	溫泉療養應用 溫泉商務推展
光復時期 (1946~1998)		發展地熱探勘 發展溫泉觀光休閒 溫泉飯店結合國民旅遊	溫泉地熱應用 溫泉國民旅遊
溫泉法立法前期 (1999~2002)		1999 年行政院推動「溫泉開發管理方案」 1999 年臺日溫泉業者交流 2002 年溫泉法函送立法院審議	臺日溫泉交流 溫泉法準備期
溫泉法施行期	第一階段 (2003~2005) 溫泉資源盤點與管理	2003 年總統公布溫泉法施行 2003 年溫泉業者成立社團法人溫泉相關協會 2005 年水利署合設「臺灣溫泉研究發展中心」 2005 年水利署施行溫泉法緩衝期	設置研究單位 成立溫泉協會 溫泉資源調查
	第二階段 (2006~2010) 溫泉資源合法與教育	2007 年教育部核准「溫泉產業研究所」 2007 年交通部實施「溫泉標章認證制度」 2007 年衛福部實施「營業衛生基準」 2010 年原民會設置「溫泉推動辦公室」	溫泉國際研討 溫泉產業合法 溫泉多元應用

表 5-1　臺灣溫泉發展與價值創新應用里程碑（續）

年代		發展概況	里程碑
溫泉法施行期	第三階段 (2011~2015) 溫泉資源多元應用	2013 年溫泉法全面施行 2013 年臺北市完成「溫泉湯花多元發展計畫」 2013 年西拉雅風景區推展「盛夏泡湯養生方案」 2014 年「臺北國際醫旅」醫療觀光大樓啟用 2015 年推動溫泉相關乙級證照	溫泉人才培育 溫泉商務導覽 溫泉產品開發
	第四階段 （2016~迄今） 溫泉價值創新服務	2017 年臺南市首創「臺南溫泉品牌」品牌授權 2017 年原民會啟動溫泉示範區套裝旅遊方案 2018 年交通部觀光局優選全臺 10 大好湯	溫泉品牌授權 溫泉地方創生 溫泉套裝旅遊

資料來源：作者自行整理

二、臺灣好湯品牌價值

根據臺灣觀光旅遊局 2005~2018 年統計來臺觀光旅客之消費動向調查結果顯示，在「受訪旅客在臺期間參加活動排名調查」項目中，「泡溫泉浴」每年都維持在 5~6 名；在「對臺灣最深刻印象的景點排名調查」項目中，「泡溫泉」每年都維持在 11~12 名。另外，根據全球健康研究中心統計，2015 年之臺灣溫泉產業年營收值約 3 億美元。上揭在在顯示，溫泉資源是吸引國際觀光客來臺灣觀光的重要資源，具備國際競爭優勢。準此，交通部觀光局進一步以消費者立場，優選溫泉區並鼓勵民眾至全臺溫泉區走透透票選活動，辦理網路活動宣傳推廣溫泉區，2018 年共遴選出全臺 10 大好湯及 5 大名湯。

「10 大好湯」遴選活動，分為 2 階段進行。第 1 階段辦理民眾票選，占比值 70%；第 2 階段嗣邀專家學者，針對溫泉區泉質維護、特色、氛圍營造、創意產業結合、安全衛生環境、友善環境維護及簡報答詢狀況等 7 大指標逐一評選。

獲選臺灣 10 大好湯溫泉區，分別是北湯「金山萬里溫泉」、「新北投溫泉」、「烏來溫泉」、「礁溪溫泉」；中湯「泰安溫泉」、「谷關溫泉」；南湯「關子

嶺溫泉」、「寶來不老溫泉」；東湯「瑞穗溫泉」、「知本溫泉」。此次遴選活動不僅有益於國內溫泉形塑獨特之旅遊地品牌，以達到區位產業共榮互生的經濟模式，對於臺灣發展「溫泉國際品牌商品」暨「溫泉健康旅遊地」也提供了具體之地方品牌優勢機會。綜觀本案以「10 大好湯」為遴選活動的主軸，可帶動地方創生之效益，歸納分析如下：

1. 在創意方面：以接地氣的方法讓民眾來票選好湯，讓臺灣好湯更親民，不僅有助於提升溫泉國民外交優勢，更可藉由本次活動促進區位產業聯盟合作，樹立溫泉區獨特風格，形塑品牌形象。

2. 在創新方面：本次「10 大好湯」遴選活動，分為 2 階段進行，第 1 階段辦理民眾票選；第 2 階段嗣邀專家學者依 7 大指標逐一評選，有助於重建區位品牌行銷策略，樹立溫泉旅遊地品牌，打響國際知名溫泉品牌國度之美譽和創造商機。

3. 在創業方面：全臺 10 大好湯之溫泉成分分析，突顯臺灣溫泉之獨特優質，讓來臺不在只是泡湯，而是由北到南、從東到西，都可以體驗風味截然不同的獨到溫泉旅遊享受，也提供了溫泉區位產業共榮互生的新經濟模式，對拓展地方品牌形成絕佳的優勢機會。

4. 在地方創生方面：評選項目涵蓋溫泉區泉質維護、特色、氛圍營造、創意產業結合、安全衛生環境和友善環境維護六大領域，結果能有效強化周邊觀光資源的整合效益，並可鼓勵溫泉業者提升服務品質，塑造自己成為具臺灣特色的溫泉區，以吸引國內外旅客前往泡湯、賞美景和享受美食，藉以提振溫泉觀光產業。

三、溫泉加值商品研發

　　2011~2015 年，臺灣溫泉發展邁入「溫泉資源多元應用」的重要里程碑，亦是奠定「溫泉價值創新應用」碁石的重要階段。首例緣起於 2010 年，由原住民族委員會推展溫泉示範區計畫開始，統計至 2018 年，原住民族委員會已成功輔導成立 7 個具有原住民族地方特色之部落溫泉區。隨後，臺北市政府於 2011 年開始，推出北投溫泉「湯花溫泉皂」及「北投溫泉湯花」商品系列；2013 年臺南市政府著手進行溫泉高值化應用規劃，並於 2017 年首創「臺南溫泉品牌」

之溫泉高值化商品規劃系列，透過政府推動溫泉品牌授權計畫，帶動臺南溫泉國際品牌商品之新經濟效益。

2016 年起，臺灣溫泉刻正進入「溫泉價值創新應用」階段，其中推展「溫泉國際品牌商品」為階段里程碑。研發是價值創新的根本，唯有成果獲得「專利」才是創新實力的肯定和商品進入市場的保障，而「商標」之使用可作為行銷之目的，用以促進工商企業正常發展和形塑品牌價值。

專利是指「當發明人、新型創作人或設計人就其創作提出專利申請，且經審查符合專利法的規定後，國家將其技術公開，並給予專利權，賦予在一定期間內的權益保護，這種權利就是專利權。」。我國於 1949 年 1 月 1 日施行「專利法」，並經多次修法。依現行專利法規範，用以保護利用自然法則之技術思想的創作，著重於功能、技術、製造及使用方便性等方面之改進，審查結果可授與「發明專利（Invention, 首字代碼 I）」或「新型專利（Model, 首字代碼 M）」；設計專利（Design, 首字代碼 D）是保護對物品全部或部分之形狀、花紋、色彩或其結合，透過視覺訴求的創作，著重於物品質感、親和性、高價值感之視覺效果表達，以增進商品競爭力及使用上視覺之舒適性，與技術性無關。我國專利法規範之專利權的開始為「公告日」，但專利權的到期日是以「申請日」起算，並非使用公告日，且依類別專利權屆滿的期限也有所不同，發明專利 20 年、新型專利 10 年、設計專利 12 年。

2018 年統計，我國是全球專利公告之發證件數最多的國家，當年公告之發證件數，發明專利計有 14,651 項、新型專利計有 17,270 項、設計專利計有 3,903 項，詳如表 5-2。截至 2019 年 8 月止，經濟部智慧財產局登錄之申請專利案件查詢結果，自 1968 年迄今，以溫泉主題有關之申請專利件數有 37 件，而獲得核准公告之發證件數有 27 件，其中發明專利數有 6 件、設計專利數有 3 件、新型專利數有 18 件，詳如表 5-3。

茲以兩件國內溫泉相關之專利案例說明，提供讀者能進一步了解國內溫泉加值商品研發及溫泉價值創新服務之內涵。如表 5-4 內容，設計專利證書號 D194806，係因創作人執行計畫需產出禮盒，而禮盒應符合便於攜帶和兼具輕巧、美觀、展示便捷之實用性，可做為官方國際交流之饋贈禮品，以彰顯臺灣

溫泉品牌特色，故而激發創作人親自動手進行「包裝盒之展開胚料」的創意設計，創作獲得智慧財產局肯定；發明專利證書號 I530560，係因官方亟需製作「關子嶺原湯泥皂」，做為饋贈佳賓之溫泉創作禮品，以彰顯臺南溫泉品牌價值，故而激發投入研究完成關子嶺泥漿均勻細緻入皂技術，以展現溫泉泥漿之潔淨效益的「溫泉泥漿皂製備方法」發明創作。

上揭案例說明了專利不僅僅是仰賴技術性的問題而已，最重要是有實踐的目標和完成使命的信心。換言之，日常生活需求是激發創意思維最重要的源頭，平時要養成觀察入微的習慣和克服問題的決心，同時要擁有服務和便捷他人的暖心態度，要獲得專利就不會只是夢想。此外，專利權不僅可提供創作人的保障和排他的重要手段外，也是一種自我肯定的好方法。

表 5-2　2018 年全球專利公告之發證件數前十名統計表

國籍	專利類別			合計	占有率	名次
	發明	新型	設計			
中華民國	14,651	17,270	3,903	35,824	57.60%	1
日本	9,953	87	1,229	11,269	18.12%	2
美國	5,189	173	689	6,051	9.73%	3
中國大陸	1,247	636	205	2,088	3.36%	4
南韓	1,638	16	133	1,787	2.87%	5
德國	803	18	340	1,161	1.87%	6
荷蘭	461	14	59	534	0.86%	7
瑞士	331	11	157	499	0.80%	8
香港	194	124	96	414	0.67%	9
法國	175	3	147	325	0.52%	10

資料來源：2018 年智慧財產局年報，經濟部智慧財產局

表 5-3　國內溫泉主題有關的專利核准件數

類別	專利編號	公開日期	專利名稱
新型專利	010811	1972/05/01	電動人造溫泉
	090853	1987/09/16	溫泉蛋煮蛋器
	174459	1991/12/01	溫泉地區免能源清水加熱器
	266472	1995/12/21	具美容效果之溫泉機
	418686	2001/01/11	人工溫泉產生裝置
	541954	2003/07/11	活動溫泉裝置
	559116	2003/10/21	飲用溫泉裝置
	M269062	2005/07/01	遙控式溫泉機之構造
	M284385	2006/01/01	多功能溫泉 SPA 按摩浴缸
	M306496	2007/02/21	具有產生負離子之溫泉沖水機
	M407747	2011/07/21	溫泉裝置
	M414460	2011/10/21	太陽能溫泉及其蒙古包結構
	M420536	2012/01/11	溫泉精油香皂
	M459253	2013/08/11	溫泉儲集槽
	M544078	2017/06/21	溫泉探測功能穿戴裝置
	M551066	2017/11/01	含有溫泉植物萃取物之保養品結構
	M552810	2017/12/11	改善肌膚膚質排毒促進氣血循環負離子 SPA 溫泉機
	M568851	2018/10/21	溫泉池水過濾殺菌裝置
發明專利	004235	1968/09/01	溫泉皂
	144924	1990/11/01	促進飲料及食品包括水果酒、酸奶、醱酵大豆、以及溫泉蛋（但不包括釀造或醱酵酒精飲料在內）之製造的方法
	I444180	2014/07/11	溫泉產生機
	I485317	2015/05/21	溫泉井自動清潔機構
	I530560	2016/04/21	溫泉泥漿皂製備方法
	I589347	2017/07/01	天然溫泉粉末製備系統及用於製備天然溫泉粉末的方法
設計專利	505473	2002/10/01	溫泉產生機
	220866	1994/02/01	溫泉浴療器
	D194806	2018/12/21	包裝盒之展開胚料

參考資料來源：經濟部智慧財產局；作者自行整理

表 5-4　溫泉主題有關之設計暨發明專利案例

專利名稱	包裝盒之展開胚料	溫泉泥漿皂製備方法
證書號	D194806	I530560
專利類別	設計	發明
發明人	林指宏	林指宏
專利權	2018/12/21～2030/01/11	2016/04/21～2035/01/19
創作緣起	本設計創作思維緣起於「原住民族委員會推展溫泉示範區計畫」之溫泉價值創新需求。因計畫需產出禮盒，而禮盒應符合便於攜帶和兼具輕巧、美觀、展示便捷之實用性，可做為官方國際交流之饋贈禮品，以彰顯臺灣溫泉品牌特色。創作人因實務進行產品研發及製作成為伴手禮盒多年，深刻體悟到官方伴手禮盒饋贈之交流重要性，故而激發創作人親自動手進行創意設計。	本發明創作思維緣起於臺南市政府啟動「臺南市溫泉高值利用供給及品牌授權計畫」。因官方亟需製作「關子嶺原湯泥皂」，做為饋贈佳賓之溫泉創作禮品，以彰顯臺南溫泉品牌價值。然因關子嶺泥漿有入皂之均勻細緻困難問題，無法展現溫泉泥漿之潔淨效益，故而激發創作人之創意思維，並投入專業研究完成專利技術製作原湯泥皂。
創作用途	本設計係有關於一種包裝盒之展開胚料，尤指一種可提供物品容置包裝之包裝盒胚料者。	本發明係有關於一種溫泉泥漿皂製備方法。藉此專利技術讓泥漿得於在皂體上呈現均勻分布，達到細緻化的效果，不僅增加泥漿皂潔淨效果，並可避免泥漿皂於洗淨過程中產生殘餘泥塊的問題。
設計圖樣	前視圖（代表圖）	

表 5-4　溫泉主題有關之設計暨發明專利案例（續）

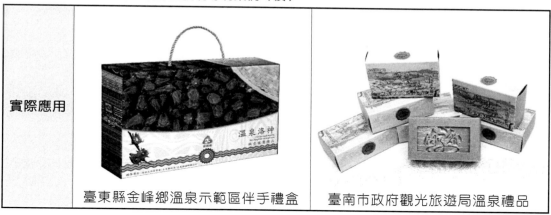

| 實際應用 | 臺東縣金峰鄉溫泉示範區伴手禮盒 | 臺南市政府觀光旅遊局溫泉禮品 |

四、溫泉品牌授權

　　隨著服務業的興起，全球擁有溫泉資源的區域，莫不以自身溫泉為優勢，導入地方創生及創新營運模式，使其溫泉品牌緊密與當地觀光、人文及地方特色等資源結合，突顯地域品牌形象，來打響國際知名溫泉品牌國度之美譽。然而，有關溫泉品牌推展之商業行為，若未能事先加以規範，日後容易與其他溫泉區產生混淆或被仿冒使用情形，恐造成消費者對地域溫泉品牌價值認知錯亂或失去信賴的問題，而「商標」之使用可用以促進工商企業正常發展和形塑品牌價值。

　　依我國商標法規範，商標是指「任何具有識別性之標識，得以文字、圖形、記號、顏色、立體形狀、動態、全像圖、聲音等，或其聯合式所組成」。商標為商業活動的重要工具，使用商標即為行銷之目的，足以使相關消費者認識其為商標，並得與他人之商品或服務相區別之標識。我國商標法規範之類型有「商標」、「證明標章」、「團體標章」和「團體商標」，詳如表 5-5。

　　職是之故，我國為了保護著名產地名稱，於 2003 年商標法修法增訂「產地證明標章」，2004 年臺東縣池上鄉公所首先以「池上米」取得產地證明標章。相對地，日本於 2006 年 4 月 1 日推出「地域團體商標」，開始受理地方產業團體以「地域名稱＋商品（服務）名稱」作為商標型態。目前在日本已超過 42 個日本溫泉團體取得「地域團體商標」，可在日本全國獨享商標之使用及可排除他人使用商標之權利。

表 5-5　我國商標法之規範比較

類型	申請人	用途	權利範圍
商標	自然人或團體代表人	提供「商品或服務」行銷之目的，並足以使相關消費者認識其為商標。	註冊商標為自己獨占使用，並可排除他人使用。 因商標註冊之申請所生之權利，得移轉於他人。
團體商標	法人資格之公會、協會或其他團體（註：公司為單一法人單位，不適用於團體商標）	用以指示其會員所提供之商品或服務，並藉以與非該團體會員所提供之商品或服務相區別之標識。 其中「產地團體商標」得以含有該「地理名稱」或足以指示該「地理區域」之標識，意指用以指示會員所提供之商品或服務來自一定產地者，該地理區域之商品或服務應具有特定品質、聲譽或其他特性，即是以保護「產地名稱」目的之團體商標。 「產地團體商標」：應載明地理區域界定範圍內之人，而產地團體商標權人應同意其成為會員。	僅提供會員使用，不得移轉、授權他人使用，或作為質權標的物。
團體標章	法人資格之公會、協會或其他團體	為表彰其會員之會籍，並藉以與非該團體會員相區別之標識。	不得為商標使用、不得移轉、授權他人使用，或作為質權標的物。
證明標章	具有證明他人商品或服務能力之法人、團體或政府機關	證明他人商品或服務之特定品質、精密度、原料、製造方法、產地或其他事項，並藉以與未經證明之商品或服務相區別之標識。 其中「產地證明標章」得以含有該「地理名稱」或足以指示該「地理區域」之標識，意指該地理區域之商品或服務應具有特定品質、聲譽或其他特性。	不得為商標使用、不得移轉、授權他人使用，或作為質權標的物。 符合證明標章權人所規範條件者，皆可要求使用該證明標章。 產地證明標章權人不得禁止他人以符合商業交易習慣之誠實信用方法，表示其商品或服務之產地。

參考資料來源：經濟部智慧財產局

　　2019 年 8 月經濟部智慧財產局資料顯示，國內取得「產地證明標章」件數有 61 件（國內 39 件；國外 22 件），取得「產地團體商標」有 63 件（國內 38 件；國外 25 件）。分析其主要領域則集中於農產品和少數工藝品，僅交通部觀光局溫泉專用標識及臺北市政府產業發展局以「北投溫泉湯花」取得國內以溫泉為主題之「產地證明標章」。另外，臺南市政府觀光旅遊局則以「關子嶺」及「龜丹」之商標圖樣，取得商標使用權。惟以「產地證明標章」和「產地團體商標」兩種方式，積極規劃臺灣各溫泉區品牌形象，才是臺灣溫泉價值創新的終極目標。

（一）溫泉產地證明標章使用案例

　　溫泉湯花是由硫磺谷溫泉湯道採集之湯花原料，臺北市政府將現場採集溫泉生成池的沉澱物稱之為「礦膏」，經濃集、烘乾、粉磨處理成為細微粉體，稱之為「溫泉湯花」。2002 年臺北市政府產業發展局完成經濟部智慧財產局「北投溫泉湯花產地證明標章」註冊，詳如表 5-6，並將產地證明標章納入湯花產品之產地認證作業，建置地方業者申請共同識別標誌聯合行銷，建立地方品牌文化以形塑「北投溫泉湯花」品牌，創造北投地方文創產業新形象之創新模式。「北投溫泉湯花」是由臺北市政府積極規劃品牌行銷策略為主軸，並輔以三年三階段四主軸之分期實施策略，進而提升臺北市溫泉產業附加價值，強化臺北市溫泉湯花品牌形象，增加地方溫泉產業收益，以實現臺北市溫泉資源多元應用與精緻發展為終極目標。

　　另一方面，臺北市政府在輔導地方產業投資「北投溫泉湯花」的作法，主要是以 2004 年臺北市溫泉湯花產業顧問團既有的溫泉湯花產品為基礎，輔導臺北市溫泉區組織及合法業者、社區及弱勢團體及產銷業者，以創新湯花萃取技術，製作湯花系列商品，並搭配溫泉季及溫泉區業者銷售之之多元行銷策略，擴大實體銷售通路、增加虛擬通路和積極參與實體展售會，並榮獲經濟部 OTOP 網站評選為「優質特色商品」。

表 5-6　北投溫泉湯花產地證明標章

證明內容	本件標章係由證明標章權人同意之人使用，茲證明其所產出之湯花原料「磺膏」產自於本市新北投、行義路、中山樓、馬槽等溫泉區內；且符合證明標章權人所定「臺北市政府產業發展局北投溫泉湯花產地證明標章使用管理規範」。		
標章權人	臺北市政府產業發展局	審定號	證明標章 01549528
		公告日期	101/11/16
商標圖樣	Beitou hotspring fower　北投溫泉湯花　臺北市政府產業發展局 認證	圖樣中文	北投溫泉湯花臺北市政府產業發展局認證
		圖樣英文	BEITOU HOTSPRING FLOWER

參考資料來源：經濟部智慧財產局

　　綜觀本案以「北投溫泉湯花」為品牌主軸實踐地方創生之成功條件，歸納分析如下：

1. 在創意方面：計畫推出即以「舞動湯花・玩泉臺北・爭艷臺灣」，作為品牌口號，再透過產地認證及品牌管理，強化溫泉湯花品牌的獨特性、稀有性、政府認證等價值，有效提升溫泉湯花品牌之整體形象。

2. 在創新方面：其創新作法是依循臺北市溫泉區湯花泉質特性，研發出符合衛生及安全法規之溫泉湯花，並透過產學合作研發商品的過程導入地方創生，達到產製技術完整移轉，有效扶植在地企業投產，並確保品牌商品多元和高品質。

3. 在創業方面：創業輔導作法是建置地方業者申請共同識別標誌聯合行銷，建立品牌文化形塑湯花品牌，創造北投地方文創產業新形象之創新模式，積極參與實體展售會和辦理論壇以擴大實體銷售通路及增加虛擬通路，有效打響品牌名氣。

4. 在地方創生方面：作法是整合發展臺北四大溫泉區研發創新之「溫泉湯花」產銷效能，紀錄臺北禮好幸福故事，結合溫泉湯花品牌商品，推廣行銷「玩泉臺北」城市品牌，建構溫泉湯花產業發展藍圖，增加溫泉湯花知名度。

（二）溫泉商標使用案例

臺南溫泉品牌授權案例是全程在市府指導下，藉由價值創新思維與行動力，共同突破全球「溫泉品牌授權認證」的第一案例。臺南市政府於 2013 年著手進行溫泉高值化應用之中長程發展規劃，並於 2015 年 3 月 1 日獲得經濟部智慧財產局核准使用「關子嶺」及「龜丹」之商標圖樣，其註冊使用範圍界定在經濟部智慧財產局「商品及服務分類」第 3 類、第 21 類和第 30 類，詳如表 5-7。爾後，再於 2016 年進行「臺南市溫泉高值利用供給及品牌授權計畫輔導團」，著手輔導廠商投入溫泉高值商品開發上市輔導作業，並於 2017 年首創「臺南溫泉品牌」之溫泉高值化商品規劃系列，透過政府推動溫泉品牌授權計畫，帶動臺南溫泉國際品牌商品之新經濟效益。

臺南溫泉品牌授權作法是以地方創生為軸心，運用「循證政策制定」理念具體來操作「臺南溫泉品牌」，逐步實踐臺南溫泉高值應用之國際化目標的成功案例。2015 年市府以「關子嶺」及「龜丹」之商標圖樣，做為品牌「授權圖碼」憑證，將之植入「溫泉創新服務模式」，帶動溫泉經營業者及有關產業主動投入溫泉高值利用發展，並建置「溫泉品牌授權之認證生產履歷資訊系統 (http://203.71.253.131/TSpring/index.aspx)」，以溫泉形塑獨特創新商品和價值創新思維之行動力。2016 年 6 月 2 日假臺南市政府與行「臺南市溫泉高值利用供給及品牌授權」成果發布宣傳記者會，創造在地溫泉經濟新風範。

臺南溫泉品牌商品一方面是結合在地精緻製陶工藝，以溫泉泥入釉窯燒，手做獨具關子嶺釉色風韻陶器；另一方面關注青春愛美風潮，以肌膚清潔保養為主軸，高值利用溫泉，研發泡澡粉、沐浴乳、洗髮乳、手工皂、潔顏泥、溫泉洗臉慕斯、面膜、乳液、精華液及乳霜等一系列溫泉化粧保養品及清潔用品；2018 年以製藥科技研發溫泉舒緩貼片，讓民眾到關子嶺溫泉區之溫泉旅館和網路商城串連皆可採購。

表 5-7　關子嶺及龜丹圖樣商標

證明內容	003：面霜、化粧水、香水、乳液、唇膏、敷面霜、面膜、化粧品組、保養品、卸粧品、洗浴泡劑、洗浴乳、洗髮乳、潤髮乳、人體用清潔劑、人體用肥皂、空氣芳香劑。	
	021：杯、碗、筷、碟、盤、壺、茶具（餐具）、花瓶、花盆、陶製擺飾品、瓷製擺飾品、瓷製擺飾品、陶製吊掛式裝飾品、瓷製吊掛式裝飾品、陶瓷製容器、化粧用具盒、裝化粧品用之盒、肥皂盤。	
	030：茶、咖啡、咖啡飲料、可可飲料、冰、糖果、甜點、米果、糕餅、糕點、羊羹、餅乾、鳳梨酥、穀製零食、米製零食、麵包、粥、飯。	
標章權人	臺南市政府觀光旅遊局	
公告日期	104/03/01	
審定號	商標 01696997	商標 01696998
商標圖樣		
圖樣中文	關子嶺 (本件商標不就「關子嶺」文字主張商標權。)	龜丹 (本件商標不就「龜丹」文字主張商標權。)

參考資料來源：經濟部智慧財產局

　　臺南溫泉品牌商品本意在於由政府授權當領頭羊，帶動有關產業主動投入自發性研發為目的，更鼓勵廠商可藉由產學合作開發優質「溫泉高值商品」，提供民眾更安心購買使用。綜觀本案以「臺南溫泉品牌」為主軸來實踐地方創生之成功條件，歸納分析如下：

1. 在創意方面：由官方領頭實施「溫泉品牌授權認證」制度，透過產、官、學、研合作模式，有效來降低業者障礙門檻，吸引投產製造商轉意願趨向溫泉價值創新市場積極。

2. 在創新方面：市府指定觀光旅遊局辦理溫泉取供事業，迅速整合溫泉區之業者，合法使用溫泉和全數取得溫泉標章；委託學界投入研究，依臺南溫泉特色規劃「溫泉價值創新商品」和「溫泉健康旅遊地」之中長程溫泉永續發展施政策略，運用「循證政策制定」理念，具體操作「臺南溫泉品牌」，逐步實踐臺南溫泉高值應用之國際化目標。

3. 在創業方面：委託學界研發，以專利發明技術突破關子嶺溫泉泥皂製作門檻，將好品質商品轉化成為臺南市政府伴手禮，實踐「臺南溫泉」品牌國際化目標；建置臺南溫泉品牌商品生產履歷和 QR Code 資訊管理制度，讓消費者能輕鬆辨識商品，提升旅客至臺南溫泉進行美麗養生的在地認同感。

4. 在地方創生方面：透過「臺南溫泉品牌授權記者發布會」，打響「臺南溫泉品牌」知名度；透過政府獎項的肯定，建立「臺南溫泉」品牌形象，讓臺南溫泉品牌規劃成果得以大放異彩，包括 2017 年以「溫泉在我家」，榮獲第九屆健康城市健康產業獎；2018 年榮獲交通部觀光局「金泉獎」之最佳友善環境獎；2019 年以「臺灣第一溫泉在你家－臺南溫泉產業創新價值提升計畫」，榮獲第 2 屆「政府服務獎」專案規劃類獎，有效打響地方品牌知名度。

五、溫泉健康旅遊地

　　臺灣溫泉發展從 1999 年開始，啟動「溫泉健康旅遊地」的推展策略。首例為在錦水溫泉飯店實施的溫泉養生特色計畫，並以溫泉飯店內部的資源優勢為主體，融合區位自然資源，導入克奈普健康促進方法，形塑「溫泉健康旅遊地」之養生優勢，成功推出「樂活溫泉健康促進」方案。2013 年，西拉雅國家風景區管理處於臺南市關子嶺溫泉區推展「盛夏泡湯養生方案」，用以消弭關子嶺溫泉區在平日和淡季之遊客泡湯止步心理，希冀克服溫泉區來客不均之區位發展侷限性問題。2014 年在北投溫泉區啟用結合溫泉養生、醫療和觀光為一體之「臺北國際醫旅」案例。另一方面，原住民族委員會之部落溫泉區計畫，除了積極進行「溫泉國際品牌商品」研發目標之外，也同步在溫泉示範區內進行區位資源特色整合策略和規劃溫泉養生方案。再者，國內溫泉區每年秋冬季節也都會辦理「溫泉美食嘉年華」活動。

　　無論如何，國內溫泉區鮮少看到由地方團體主動辦理，用以突顯地方獨特品牌之推廣活動，以至於國內各溫泉區至今仍普遍停留在「泡湯」的消費認知階段，消費者對各溫泉區獨特之地方品牌概念則模糊不清，故國內在形塑溫泉區地方品牌特色之策略運用，仍有需要進一步參閱其他國家的作法。

　　以日本為例，日本政府回應地方溫泉團體在形塑地方品牌的需求，於 2006 年 4 月 1 日推出「地域團體商標」，開始受理地方產業團體以「地域名稱＋商品（服務）名稱」作為商標型態。地方溫泉團體在凝結共識後，紛紛申請「地域團體商標」作為地方活動推廣的鮮明品牌旗幟，不僅可提升地方品牌知名度，也可在日本全國獨享商標之使用及可排除他人使用商標之權利，對活絡在地經濟貢獻卓著。

　　綜觀臺灣「溫泉健康旅遊地」的整體推展策略，尚侷限在政府規劃階段，初步策略運用目標在於拓展國內溫泉養生暨健康服務技術，即使原住民族委員會已將「地方創生」理念導入部落溫泉區，但在形塑獨特地方品牌作法仍過度仰賴官方資源，地方團體主動集結團體共識，來打響地方品牌知名度的作法，仍需要有更積極的作為。儘管如此，國內「溫泉健康旅遊地」仍有積極作法之案例，可提供讀者參考。

（一）開發秘境溫泉部落深度旅遊行程

　　原住民族委員會之部落溫泉區，除了積極進行「溫泉國際品牌商品」研發目標之外，也同步在部落溫泉區內進行區位資源特色整合策略和規劃溫泉養生方案。2016 年原住民族委員會著手規劃「地方創生」理念來形塑「溫泉健康旅遊地」，並以原民部落溫泉當火車頭，結合溫泉、美食、部落文化、生態和景觀資源，開發秘境溫泉部落深度旅遊行程，用以打響地方名氣，彰顯在地經濟新風貌。譬如，屏東縣牡丹鄉旭海部落溫泉區推出「探琅嶠卑南古道（阿朗壹古道），走訪旭海溫泉部落好療癒」套裝旅遊行程；臺東縣金峰鄉金峰溫泉示範區推出「愛上東 64 輕旅行」套裝旅遊行程；高雄市茂林區茂林溫泉示範區推出「遊程攻略踩線，接軌茂林溫泉」套裝旅遊行程，詳如表 5-8。

表 5-8 秘境溫泉部落深度旅遊行程

推出單位	溫泉示範區	活動軸心	說明
屏東縣牡丹鄉	旭海溫泉	探琅嶠卑南古道（阿朗壹古道），走訪旭海溫泉部落好療癒。	旭海溫泉示範區位於屏東縣牡丹鄉旭海村，擁有日出、溫泉、草原及海濱等豐富的自然景觀資源。本地的溫泉資源自古即為居住於此的原住民利用，加上多樣的族群，獨特的人文歷史資源，是牡丹鄉發展觀光產業的重要區域。遊程經由卑南琅嶠古道前往旭海溫泉，踏訪先民足跡，飽覽自然風光，爾後再享受溫泉的悠閒愜意，勝讀萬卷書籍。
臺東縣金峰鄉	金峰溫泉	愛上東 64 輕旅行	金峰溫泉示範區位於臺東縣金峰鄉嘉蘭村，旅遊行程是以「吃南迴小米、泡溫泉、學習排灣文化」為軸心。透過觀光產業的推廣，藉活動探訪金峰溫泉、原生植物園區、傳統陶甕及琉璃珠，玐遊客深度了解金峰鄉特有的地理人文，除了可帶動部落經濟之外，更創造在地的就業機會，讓旅外族人回鄉發展。
高雄市茂林區	茂林溫泉	遊程攻略踩線，接軌茂林溫泉。	茂林溫泉示範區位於高雄市茂林區，旅遊行程是以 108 年啟用的茂林原住民溫泉產業示範區為核心，組裝泡湯遊程，推展原住民部落風情走讀行程，從多納一線天秘境之旅起步，串聯茂林地區人、文、地、產、景元素，拓展部落旅遊市場。

（二）打造觀光醫療新亮點

臺北國際醫旅為位於臺北市北投區 12 樓層獨立建築，是聯合北投健康管理醫院和老爺酒店共同開創以「溫泉酒店、健康管理、美容醫學」三合一之創新服務事業體，並以「健康管理」為醫院命名，是臺灣第一家觀光醫療結合溫泉渡假機構。

經營理念強調「健康生活與尊榮關懷」，藉以強化自身健康管理之品牌形象。營運策略則以優質健檢、健康管理、美容醫學及溫泉養生住宿為服務核心。綜觀本案以「觀光醫療」為主軸之成功條件，歸納分析如下：

1. 在創意方面：將「健康假期」及「美麗假期」融入創新服務概念，強調「健康生活與尊榮關懷」，開創國內觀光醫療營運新風潮。

2. 在創新方面：服務以健康為訴求，推出「健康檢查」、「醫學美容中心」和「健康美麗假期」之組套服務模式，緊密結合溫泉 SPA 遊程以強化自身健康管理之品牌形象。

3. 在創業方面：臺北市政府以「臺灣醫療國際水準」和「享譽國際知名度的北投溫泉」為品牌規劃主題，成功整合北投健康管理醫院和北投老爺飯店為一體，並以「健康管理」為醫院命名，結合「溫泉酒店、健康管理、美容醫學」三合一之創新服務事業體，是國內觀光醫療創新營運第一家。

問題與討論

1. 何謂地方創生？日本地方之溫泉團體在實踐地方創生的同時，利用何種方法來排他及保障地方品牌權益。（本章第二節）

2. 請以溫泉為主題，並舉例說明和比較專利法和商標法在商業的用途。（本章第三節）

3. 下列何者已成為現代歐洲企業在溫泉應用的最佳創意思源？

   A. 古希臘的神學文化

   B 古羅馬的溫泉遺址

   C. 歐洲溫泉實證醫學

   D. 日本溫泉醫學文化

4. 下列何者是善用溫泉飲用之科學新證據，並結合「地方創生」新思維，進而轉變成為一種品牌休閒的商業行為？

   A. 紐西蘭羅托魯瓦溫泉區

   B. 英國巴斯溫泉區

   C. 捷克卡羅維瓦利城

   D. 日本草津溫泉區

5. 國內哪一個單位首先推出「湯花品牌」系列商品，並取得智慧財產局「產地證明標章」註冊，而帶動跨區經濟效應及溫泉湯花產業發展？

   A. 臺北市政府產業發展局

   B. 臺南市政府觀光旅遊局

   C. 宜蘭縣政府工商旅遊處

   D. 西拉雅國家風景區管理處

6. 國內哪一個單位最早實施「溫泉品牌授權認證」制度？

   A. 臺北市政府產業發展局

   B. 臺南市政府觀光旅遊局

   C. 宜蘭縣政府工商旅遊處

   D. 西拉雅國家風景區管理處

7. 國內哪一個單位推展「盛夏泡湯養生方案」用於消弭關子嶺溫泉區平日和淡季性之遊客觀光心理？

　　A.臺北市政府產業發展局

　　B.臺南市政府觀光旅遊局

　　C.參山國家風景區管理處

　　D.西拉雅國家風景區管理處

8. 溫泉何種成分能溫和調理肌膚及在皮膚表層瞬間形成水脂膜保護層，達到抗過敏及防止皮膚老化之全方位防護效果？

　　A.硫磺

　　B.碳酸鹽

　　C.碳酸氫鹽

　　D.可溶性矽酸

9.「臺北國際醫旅」在經營策略運用下列何種理念，來強化自身健康管理之品牌形象？

　　A.健康生活與尊榮關懷

　　B.幸福美滿與樂活逍遙

　　C.在地品牌與服務安心

　　D.國際水準與居家服務

10. 2018 年統計，全球專利公告之發證件數最多的是哪一個國家？

　　A.美國

　　B.日本

　　C.中華民國

　　D.中國大陸

11. 下列何者因註冊之申請所生之權利，得移轉於他人？

　　A.商標

　　B.團體商標

　　C.團體標章

　　D.證明標章

12. 2018 年交通部觀光局以何種立場設定狀況下，來辦理臺灣「10 大好湯」遴
選活動？

A.中華民國溫泉觀光協會之業者

B.溫泉法主管機關職責

C.溫泉消費者觀點

D.溫泉標章申請使用辦法

選擇題解答　3.(B) 4.(C) 5.(A) 6.(B) 7.(D) 8.(D) 9.(A) 10.(C) 11.(A) 12.(C)

參考文獻

交通部觀光局(2018)。**新台灣好湯評決 10 大好湯及五大名湯區出爐！**，Taiwan The Heart of Asia。取自 http://taiwanhotspring.net/Home/News_Content/88

交通部觀光局 (2019)。**溫泉標章**。溫泉業務。取自 https://admin.taiwan.net.tw/FileUploadCategoryListC003210.aspx?CategoryID=b2784bdd-4b21-48df-8987-ec2fb0cd4765&appname=FileUploadCategory3214

林指宏(2010)。溫泉理療。**科學發展，454，28-33。**

林指宏(2013)。**台南溫泉高值化政策委託專業服務規劃案-期末報告書**。臺南市：臺南市政府觀光旅遊局。

林指宏(2014a)。**2014 關子嶺溫泉業者訓練專案-期末報告書**。臺南市：交通部觀光局西拉雅國家風景區管理處。

林指宏(2014b)。**原民鄉溫泉特色產品製作伴手禮委託服務專案-期末報告書**。臺南市：鴻泰資訊科技有限公司。

林指宏(2014c)。**臺北市溫泉湯花多元發展計畫輔導推廣專案-期末報告書**。臺北市：創藝家有限公司。

林指宏(2016)。**104 年臺南市溫泉高值利用供給及品牌授權計畫輔導團-期末報告書**。臺南市：臺南市政府觀光旅遊局。

林指宏(2017)。**健康促進**。新北市：新文京開發出版股份有限公司。

林指宏(2018a)。**休閒溫泉學**。南投縣：華都文化事業有限公司。

林指宏 (2018b)。溫泉遊憩與品牌價值之創新發展。**台灣當代觀光，1（1），**35-51。

林指宏(2019)。**溫泉遊憩管理**。臺中市：華格那出版有限公司。

林指宏、余光昌、鄒碧鶴(2009)。**克奈普健康促進方法在台灣溫泉產業的應用-期末報告書**。臺北市：教育部。

張翊峰、林指宏(2015)。**原住民族地區溫泉計畫推動委託專業技術服務案-期末報告書**。臺灣：原住民族委員會。

臺北市政府產業發展局(2019)。**溫泉湯花，療癒的力量**；2014 臺北市溫泉湯花產業發展論壇。取自

https://www.doed.gov.taipei/Content_List.aspx?n=B438C7F9FA973477

臺北國際醫旅(2019)。**臺北國際醫旅**。取自 http://www.tpehealth.com/

CHAPTER 06

醫療產業創新實務專題——「建構整合式行動復健中心服務遞送模式」

編著者：郭彥宏

📖 前　言

　　在醫療與健康產業中進行一個創新專案時，往往牽涉跨領域、跨部門、跨專業的合作，因此論述與撰寫內容往往需要考量各種角度的需求，依序包含「專案目的與背景說明」、「專案內容」、「專案推動計畫」、「計畫效益」等。本章節提供一份實務專題內容，作為臨摹學習的範例。

　　高齡社會裡，醫療保健服務思維必須跟著轉變。以病人為中心的服務設計思維，可在提高照護成效與品質之餘，建構符合成本效益與規模經濟的照護模式。

　　本專案以高雄地區為例，針對輕、中度中風後復健需求的病人需求，所發展出來的整合式行動復健中心。整合式行動復健中心乃是以病人為中心設計，對病人而言，強調高度服務可近性、無感自費、臺灣醫療品質、與健保無差異服務；對服務提供者而言，強調高投資效益與高經濟規模。

　　期能透過該專案推動，中風後病患急性後期照護品質，使病患能提早恢復生活功能，並減輕家庭負擔，同時舒緩全民健保財務壓力。

6-1 ## 專案目的與背景說明

一、臺灣腦中風後復健服務設計

（一）腦中風後復健服務模式現況(As-is)

　　腦中風（之後簡稱中風）一直是我國十大死因前三位之死因疾病。根據衛生福利部(2018)死因統計結果分析，腦血管疾病持續高居臺灣十大死因第四位。隨著臺灣社會將於 2018 年正式邁入高齡社會，中風的威脅顯得更為嚴峻。國民健康署(2011)在臺灣地區中老年身心社會生活狀況長期追蹤第七次調查成果報告顯示，58 歲以上中老年人自述曾經醫師診斷為中風者之比例為 6.8%，且隨年齡呈正向遞增，突顯隨著高齡社會的來臨，越來越多的高齡病患在急性醫療後可能出現失能情形，進而將大幅提升對醫療體系、家庭及社會照顧之負擔。中風個案每年消耗龐大健保資源，是 65 歲以上國人健保給付的主因之一，也是成人殘障最重要的原因，因此對於腦中風病患之預後照護服務或復健需求是今後社會值得關注之焦點議題。

　　腦中風後倖存的個案，其身體功能與健康生活品質皆高度仰賴具有訓練強度之復健訓練服務。目前中風後復健需求與項目（目標）依據其失能嚴重度而不同，整理如表 6-1 所示。

表 6-1　中風病人常見的問題和物理治療目標

等級	內容	病人的問題或需求	物理治療目標
0	沒有任何症狀	1. 自覺是中風病人，抑鬱 2. 無規律活動	1. 心理上的支持 2. 增加身體活動
1	除症狀外沒有顯著失能，能夠執行所有日常活動	1. 肩、髖關節活動度不足 2. 肌力不平衡或控制力不佳 3. 肌耐力不足 4. 無規律活動 5. 肌肉骨骼系統疼痛問題	1. 增加關節活動度 2. 增加肌力不足之肌肉群之肌力和肌肉控制 3. 增加肌耐力 4. 鼓勵增加身體活動量 5. 改善潛在問題，減輕疼痛

表 6-1 中風病人常見的問題和物理治療目標（續）

等級	內容	病人的問題或需求	物理治療目標
2	輕度失能：無法執行病前所有活動，但可以照料自己的事情而不需協助	1. 肩、髖關節活動度受限 2. 肌力不平衡或控制力不佳 3. 肌耐力不足 4. 無規律活動 5. 肌肉骨骼系統疼痛問題 6. 平衡問題 7. 社會隔離	1. 增加關節活動度 2. 增加肌力不足之肌肉群的肌力和肌肉控制的能力 3. 增加肌耐力 4. 鼓勵增加身體活動量 5. 改善潛在問題*，減輕疼痛 6. 改善平衡 7. 鼓勵增加社會活動或社會互動，如閱報、增加家族聚會、培養嗜好等 * 如肌肉緊繃、肌力不平衡或控制力不佳、肌耐力不足
3	中度失能：需要一些幫忙，但可以不需協助獨力行走	1. 肩、髖關節活動度受限 2. 肌力不平衡或控制力不佳 3. 運動耐力不足 4. 身體活動量低、無規律活動習慣 5. 肌肉骨骼系統疼痛問題 6. 平衡問題 7. 增加對家屬的依賴性	1. 增加關節活動度 2. 增加肌力不足之肌肉群之肌力和肌肉控制 3. 增加運動耐力 4. 鼓勵增加身體活動量、規律活動 5. 改善潛在問題，減輕疼痛 6. 改善平衡 7. 家屬的支持與教育、鼓勵增加患者的獨立性
4	中重度失能：需依賴協助始能獨立行走及照顧自身所需	1. 轉位至直立姿困難 2. 直立姿態和耐力不足 3. 行走困難 4. 增加對家屬的依賴性	1. 坐到站訓練 2. 直立姿態和耐力訓練 3. 行動輔具諮詢和處方協，如合宜的短腿支架、助行器 4. 家屬的支持與教育、鼓勵增加患者的獨立性
5	重度失能：臥床、尿失禁，需要持續的護理照顧和注意	1. 常合併有失智等現象 2. 擺位、餵食、失禁	1. 建議增加知覺互動 2. 生活擺位輔具、諮詢和處方協助（如可調成坐姿的床、減壓床墊等）

資料來源：臺灣腦中風學會。

關於中風後復健服務利用，Chen et al(2016)指出臺灣中風後綜合復健服務使用率僅達 51%，顯然仍有提升的空間。探究其使用率偏低的原因，除了病患認知、態度與傾向等因素外，普遍面臨的問題皆指向服務利用的可近性問題，意即病患在使用復健服務上的困難與複雜（Chen et al, 2016；吳淑娟等，2012）。目前中風後復健服務執行場所仍有超過七成集中在地區等級以上醫療機構門診或住院時接受復健訓練計畫，僅極少比例使用基層院所或居家復健服務（Chn et al, 2016；楊惠真，2011），顯見目前復健服務的使用仍舊以機構式服務為主，其服務模式概念如圖 6-1 所示。對病患及其家屬而言，至機構式使用復健服務不僅增加家庭照顧者照顧上的困難，更直接增加許多潛在成本，例如：照顧者時間成本、工作經濟損失、交通成本等（Wang et al, 2015；吳姿蓉等，2011）。另一方面，隨著老化趨勢，機構式長照服務亦將帶來復健服務提供之整合需要。楊惠真等(2011)指出，目前 65 歲以上中風老人之主要照顧場所，一般居家者占 77.65%、護理之家住民占 10.31%、安養護機構住民占 12.04%，顯見有超過兩成的病人將需要更多元的復健服務遞送方式。

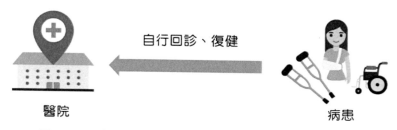

自行回診、復健

醫院　　　　　　　　　　　病患

圖 6-1　現有中風後復健服務遞送模式概念圖：病人觀點

（二）一個延伸式服務的開始：急性後期照護服務

全民健康保險署於 2013 年為能有所提升病人照護之連續性，並針對治療黃金期之病人給予積極性之整合性照護，因此試辦建置具有完整性及有效性之急性期、急性後期、慢性期之垂直整合轉銜系統，且專司於腦血管疾病，亦即係全民健康保險提升急性後期照護品質試辦計畫－以腦中風為例(Post-acute Care - Cerebrovascular Diseases, PAC-CVD)，藉以提升急性後期照護品質，使腦中風病患能及早恢復日常生活功能或減輕失能程度，並減少後續再住院之醫療支出，亦以減輕全民健保給付治療疾病所需之相關醫療費用為目標。

　　何謂急性後期照護模式？急性醫療照護在面臨有限的病床數下，必須縮短住院的天數，以便提升醫療資源的使用率，導致病患無法在急性病房中接受到足夠的治療或是復健服務。在接受急性治療後，少數預後較佳的病患可出院回到社區，但大部分因身患多重慢性病或是多重功能障礙的病患，則需要較長的時間才能恢復健康，住院時間勢必會延長。而已回歸社區的病患，健康狀況很可能還是會產生變化，無論是治療還是復健都需要頻繁進出醫療院所，為了因應這些情況，醫療體系中需要有可連結「急性醫療照護」及「長期照護」之「連續照護模式」，例如：英國的中期照護(Intermediate Care)、或者美加地區的急性後期照護(Post-Acute Care)，而臺灣則是推動急性後期照護模式(Post-Acute Care)，提供民眾在急性後期所需的持續性照護活動及反覆的短期復健服務，以便能使其恢復健康，達到「在地老化」，同時又可將急性醫療的資源做有效應用。

　　目前臺灣之急性後期照護模式是由衛生福利部中央健康保險署推動試辦的全民健康保險提升急性後期照護品質試辦計畫－以腦中風為例(Post-acute Care-Cerebrovascular Diseases, PAC-CVD)（如圖 6-2），係針對急性治療後所出現之失能狀況，藉由整合式照護服務，協助失能者進行一連串的照護活動，改善目前的健康狀態，由於中風為臺灣超長住院日之首要疾病，再者不少臺灣研究結果顯示若在社區醫院中提供跨專業醫療團隊的急性後期照護，可顯著改善病患失能的情形(Chou et al, 2013; Lee et al, 2012; Lee et al, 2012a)。故優先選擇共同疾病及跨科較複雜的中風病患，期望藉由進行提升急性後期照護品質試辦計畫，進而提升預後照護服務品質。

　　當中風病患在接受急性醫療照護後，先經醫療團隊評估醫療狀況是否穩定，狀況穩定後會以 MRS 量表評估病患失能狀況，經評估後不同的分級有不同的服務流程，MRS 量表共有 0~5 級，首先，0~1 級為無明顯功能障礙，病患若恢復良好可出院返家，後續照護與復健需至門診進行；2~4 級為輕度－中重度功能障礙，病患若具積極復健潛能，可住院進行後續的照護與復健服務，反之不具積極復健潛能的病患會轉至機構式照護或居家健康照護進行支持性復健；5級為重度功能障礙或意識不清，其中病患會依需求不同，選擇機構式或居家式健康照護之支持性復健，嚴重時需仰賴呼吸器維生，而若在進行這些照護與復

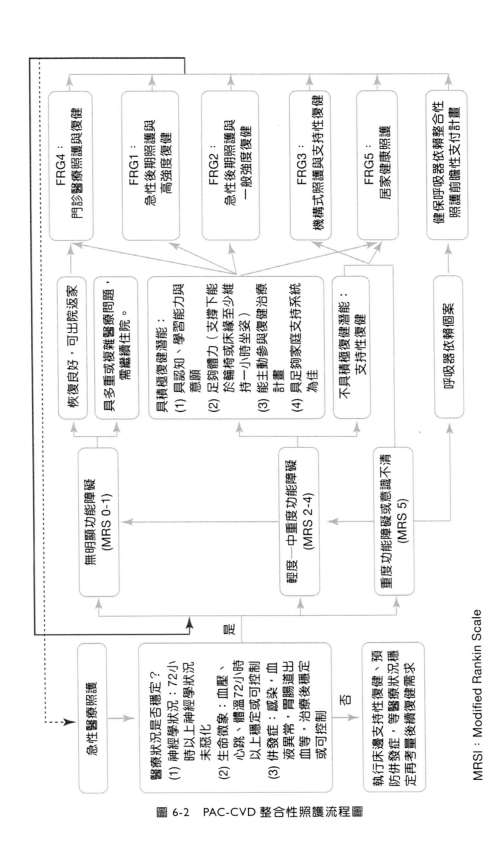

圖 6-2 PAC-CVD 整合性照護流程圖

MRSI：Modified Rankin Scale

健活動的過程中可能會有中風復發的情形產生，導致再次入院，並重新經歷一次 PAC-CVD 的照護流程。

　　然而，現今臺灣於 PAC-CVD 系統的流程中，病患出院後的復健是不具支持系統的，沒有政府或是醫院的協助及幫忙，所有一切之回診評估、復健等皆需由醫療專業人員協助於院內完成的活動，均需由病患或病患家屬自行打理，且因健康保險對於超長期住院日數的審查管理，進入 PAC-CVD 系統流程後，會以住院 3~6 週為支付原則，經評估有後續需求者，則經專審得展延一次，至多支付到 12 週，而後將不支付後續費用，醫院亦會視情況給病患辦理出院，而許多尚需繼續進行治療或復健之中風病患都會面臨轉院、復健等銜接困難的問題。

二、計畫目標

　　在既有基礎上整合資源，發展以可移動式復健中心為基礎的復健服務。本專案於考量地理便利性、時間、成本、人際等因素下，以大高雄地區為專案場域，重新設計以病人為中心的可移動式復健中心，並整合其他產業進行異業聯盟。計畫目標列點如下：

1. 導入異業聯盟，發展以病人為中心的中風後復健服務網絡。
2. 建構整合式行動復健中心。

　　期盼藉由異業整合，延伸目前醫療照護服務模式，建構以中風病人為中心的復健服務模式，提升失能病患復健與家屬接送之方便性，進而提升中風後病患復健成效與健康生活品質。進一步更期許未來所專案改善之照護模式可提升急性後期照護品質，並減少後續再住院之醫療支出，亦使腦中風病患能及早恢復日常生活功能或減輕失能程度，解決轉院、復健銜接困難等問題。

 6-2　專案內容

一、異業聯盟：大高雄地區整合式行動復健網絡(To-be)

　　主要是發掘嶄新的市場空間，創造者追求價值創新，不把競爭當做標竿，不是在於打敗競爭對手，致力於為顧客與公司同時創造價值躍進，開啟無人競

爭的全新市場，並且把競爭變得不再重要。「價值」和「創新」同樣的重要，沒有創新的價值，容易專注於漸進式的創造價值，這種做法雖然改善了價值，卻不足以在市場脫穎，所以必須各取所需、截長補短、各有優勢長處、相互合作。公司之間形成策略聯盟的原因大略有以下幾點：

1.　市場開發：譬如肯德基為了在日本開設連鎖店，而與三菱集團進行策略聯盟的合作，以利用三菱對日本市場的熟悉。

2.　成本或風險分散：譬如多家航空公司參與星空聯盟的合作的部分原因即是為了結合各家公司的資源，並分攤開發新型噴射引擎的鉅額成本。

3.　圍堵或吸收競爭者：譬如雅虎與微軟開放各自所屬的即時通軟體互通，即是為了防堵 Google 的強勢進逼，並對美國線上（提供 AOL Messenger 即時傳訊軟體）造成極大的競爭壓力。

　　基於資源共用、獲得雙贏或多贏的企業間策略聯盟已是大勢所趨，而這種趨勢已經促使許多不同業態的企業達成了牽手合作，以提供消費者的需求提供全方位服務的平臺，更有利於合作雙方的永續發展，並持續推動醫療院所與相關產業資源連結與整合，建立國際患者轉介合作通路，以擴大客源並建立形象。

　　本專案以中風後民眾復健需求為標的，規劃出符合消費者為中心之情境模式，連接社區照護體系，使有需求之民眾在社區活動的範圍內，均可經由資訊技術追蹤並分享調閱個案的醫療照護資訊，透過連貫性的照護體系，由基層診所、社區醫院以至醫學中心等醫療體系適時提供醫護服務，亦連結社區行政體系之社區健康照護服務中心、里長、大樓管理單位等單位，經由資通訊科技之協助進行近距離照護服務，使社區內之居民在日常生活範疇內，均可享有更為即時的復健服務提供。同時經由社區健康管理員的運作，使社區與醫療體系和照護服務業者結合，使中風後病患可獲得最具可近性的復健照護服務。

表 6-2　異業聯盟 V.S.獨資比較表

	異業聯盟	獨資企業
優點	1. 可降低投資失敗及市場變化衝擊到原有的產業。 2. 以互補的概念提升服務品質。 3. 加速服務模式的流程，提升服務的流暢度。	1. 可全盤掌控各個營業活動。 2. 可依據市場走向，靈活調整服務模式或流程。 3. 決策執行力高。
缺點	1. 聯盟者提供之人力服務品質無法掌握。 2. 聯盟者之提供人力向心力不足，影響合作關係。 3. 觀念的不同可能會成為合作障礙，影響雙方合作的順暢。	1. 人力、資金等成本需求較高。

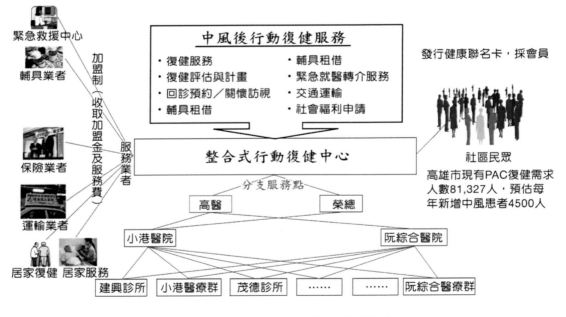

圖 6-3　大高雄地區整合式行動復健網絡

二、整合式行動復健中心服務遞送模式

　　由於現今臺灣復健治療多是以機構式服務的方式，使民眾回醫院進行復健與評估，尤其是於 PAC-CVD 系統的流程中，病患出院後的復健是不具支持系統的，沒有政府或是醫院的協助及幫忙，所有一切之回診評估、復健等皆需由醫療專業人員協助於院內完成的活動，均需由病患或病患家屬自行打理，這也造成病患與家屬之時間、資金、人力成本付出甚高，尤其對於行動不便或無法長時間乘車的民眾而言，更是痛苦而不堪言，因此未來應該朝向將復健治療活動採分散點式的手法，藉此提供於不失品質之情形下，亦具可近性、方便性、專業性與可利用性之復健照護服務。而有鑑於上述種種缺點因素，故本專案經多次拜訪相關產業與機構與之討論，且評估服務模式可行性，藉此整合多元專業性意見，來研擬一套可解決上述問題，且不失原有品質之解決方案，而本專案所研擬之新服務模式如圖 6-4 所示。

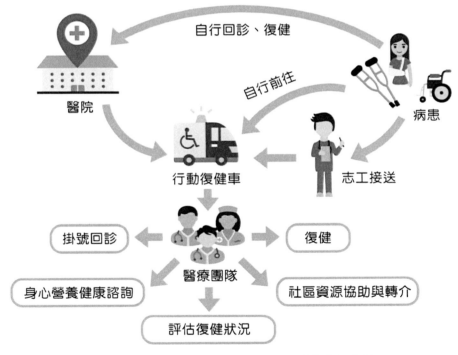

圖 6-4　整合式行動復健中心服務遞送模式概念圖

（一）服務對象

採會員制。建置案預計為優先加入會員的個案，提供客製化行動復健規劃服務。

（二）建置範圍

以大高雄地區為主要區域。主要考量因素，包括：1.臺灣主要都會地區，人口稠密；2.醫療機構水平與垂直整合需求高；3.帶動就業機會；4.長照需求人口具備規模經濟。

（三）預計提供服務內容

建置案預計提供服務族群如下：

1. 居家自行照顧之中風病患。

2. 大樓／社區中風後復健族群。

3. 機構式中風後復健族群。

（四）行動復健中心構想圖

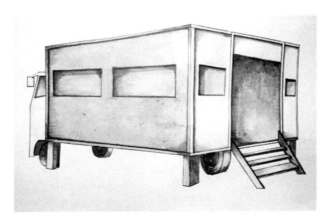

圖 6-5　行動復健中心構想圖

三、市場需求推估

（一）目標對象

本專案之服務設計主要針對的對象是符合：(1)醫療狀況穩定；(2)經 Modified Rankin Scale(MRS)分級標準評估，有能力復健條件；(3)恢復良好可出院返家或具極積復健意願之患者。以下將針對各條件分別定義與詳述（全民健康保險署 2014）：

1. **醫療狀況穩定**：是指神經學狀況穩定（符合 72 小時以上神經學狀況未惡化）、生命徵象穩定（符合血壓、心跳、體溫 72 小時以上穩定或可控制）、併發症穩定（指感染、血液異常、胃腸道出血等，治療後穩定或可控制）者。

2. **經 MRS 分級評估，符合復健條件**：其分級標準可分為，包括無明顯功能障礙(MRS 0-1)、輕度～中重度功能障礙(MRS 2-4)，及重度功能障礙或意識不清(MRS 5)。然而，考量地點、設備、人力、復健成效等因素，因此本專案所設計之服務僅針對無明顯功能障礙(MRS 0-1)與輕度～中重度功能障礙(MRS 2-4)之復健需求者。

3. **具積極復健意願**：有復健需求者具基本認知、學習能力與意願，並具有足夠體力，能應付復健期間，專業人員對其自身之復健要求。除此之外，病患與家屬的積極參與亦尤其重要，才能達到成功復健之效果，使病患所受到之照護能順利無縫接軌。

（二）目標市場需求推估

表 6-3　高雄地區中風後 PAC 復健需求人數推估表

年齡層	人口數（2015 年）	中風盛行率（2000 年）	中風人口	市場利用率類型 [a]			
				13%	19%	25%	38%
~30 歲	542,192	0.35%	1,898				
30~34 歲	216,631	0.35%	758				
35~39 歲	243,741	0.35%	853	20,332	40,663	60,995	81,327
40~44 歲	220,234	1.19%	2,621				
45~49 歲	222,161	1.19%	2,644				

表 6-3　高雄地區中風後 PAC 復健需求人數推估表（續）

年齡層	人口數 (2015 年)	中風盛行率 (2000 年)	中風人口	市場利用率類型 [a]			
				13%	19%	25%	38%
50~54 歲	221,671	3.47%	7,692				
55~59 歲	210,730	3.47%	7,312				
60~64 歲	194,371	8.23%	15,997				
65~69 歲	134,435	8.23%	11,064				
70~74 歲	82,437	13.80%	11,376				
75~79 歲	66,163	13.80%	9,130				
80~84 歲	41,505	13.04%	5,412				
85~89 歲	24,701	13.04%	3,221				
90~94 歲	8,507	13.04%	1,109				
95~99 歲	1,617	13.04%	211				
>100 歲	215	13.04%	28				

a. 參考吳冠穎等(2012)指出臺灣腦中風 PAC 需要約為 25%。Chen et al(2016)指出臺灣腦中風後復健利用率為 51%。因此市場利用率類型＝PAC 需要 x 中風後復健利用率。

（三）目標市場營收推估

表 6-4　目標市場營收推估表（元／年）

目標市場	預估市占率	2017 年 25%	2018 年 30%	2019 45%	2020 年 50%
居家（35%）	7,116	1,779（人）	2,135（人）	3,202（人）	3,558（人）
	14,232	3,558（人）	4,270（人）	6,404（人）	7,116（人）
	21,348	5,337（人）	6,404（人）	9,607（人）	10,674（人）
	28,464	7,116（人）	8,539（人）	12,809（人）	14,232（人）
社區（40%）	8,133	2,033（人）	2,440（人）	3,660（人）	4,066（人）
	16,265	4,066（人）	4,880（人）	7,319（人）	8,133（人）
	24,398	6,100（人）	7,319（人）	10,979（人）	12,199（人）
	32,531	8,133（人）	9,759（人）	14,639（人）	16,265（人）
機構（25%）	5,083	1,271（人）	1,525（人）	2,287（人）	2,542（人）
	10,166	2,541（人）	3,050（人）	4,575（人）	5,083（人）
	15,249	3,812（人）	4,575（人）	6,862（人）	7,624（人）
	20,332	5,083（人）	6,100（人）	9,149（人）	10,166（人）

表 6-4　目標市場營收推估表（元／年）（續）

目標市場	預估市占率	2017 年 25%	2018 年 30%	2019 45%	2020 年 50%
市場利用率類型 [a]	13%	60,996,000	73,195,200	109,792,800	121,992,000
	19%	121,989,000	146,386,800	219,580,200	243,978,000
	25%	182,985,000	219,582,000	329,373,000	365,970,000
	38%	243,981,000	292,777,200	439,165,800	487,962,000

a.自費以每人年會員費金額 12,000 元估計。

　　預估 2017 年市占率為 25%，以自費消費金額以每人年收取之會費 12,000 元進行推估，則預估 當年度年營收區間為 0.61 億元～2.43 億元。預估至 2020 年年時市占率將會提高為 50%，則預估該年度營收區間為 1.21 億元～4.88 億元。表示服務模式具有一定的潛在市場規模。

四、定價與推廣行銷手法

　　價格是消費者購買的決策因素之一，而價格是商品同貨幣交換比例的指數，亦或是價值的貨幣表現。廠商為了提升銷售量及業績，多以價格方式（如打折或折扣）來吸引消費者，價格促銷活動是在一個有限時間內採行，並設法刺激消費者購買，以提升銷售額，其本質上是一種補充性的行銷努力。

　　Beatty & Ferrell(1998)提出影響消費者購買行為的主要構面有：來自於外在環境行銷手法的誘因、消費者人格特質與情境。而行銷手法所帶來誘因：

1.　低價或商品服務本身價格帶給消費者支出節省大，而引發其購買行為。

2.　實體店面擺設或氛圍。

3.　有形產品或服務的吸引力：係指產品（服務）越差異化優勢，則越具有吸引力，消費者也越容易產生直接購買行為。

五、策略可行性分析

（一）SWOT 分析

優勢	劣勢
1. 機動性高，提升復健的可近性及方便性。 2. 擁有優質之復健、心理諮商等專業人力資源，可提供民眾高品質之復健需求。 3. 整合不同專業科別，藉此提供整合性之照護服務。 4. 與社區活動整合快速。 5. 以中風病人需求為中心的服務設計，提高使用經驗與病患滿意度。	1. 志工非屬院內員工，因此服務品質無法掌控。 2. 服務規模初期不易擴大。 3. 短期復健需求不穩定。
機會	威脅
1. 全國首創之行動復健車，宛如一間走動的復健中心。 2. 臺灣於 2018 年邁入高齡社會，因此服務模式符合政府健康政策所向。 3. 藉由與社區民眾互動，提升醫療機構之聲譽與知名度。	1. 復健器材、儀器、運輸設備之維護、燃料成本負擔高。 2. 服務模式易受複製威脅。

（二）五力分析

1. 現有競爭者的威脅

　　雖然中風病患及一般需復健之病患可到行動復健車進行復健，但若當病患可復健時間與復健車的營運時間無法契合，病患也將可能會選擇就近至附近的復健診所或是物理治療中心進行復健，尤其是高雄市的醫療機構設立林立，民眾就醫資源較為豐富，因此擁有良好的就醫可近性與方便性，所以現有競爭者的威脅相對偏高。

2. 替代品的威脅

　　雖然行動復健車是本專案首創服務概念，可使民眾就近得到良好的復健環境與成效，然而，由於有部分的醫療機構皆有附設養護機構或護理機構，所以

對於民眾而言，可以於住院期間或出院後即可直接順利的就近復健即可。此外，若病患家庭擁有足夠的人力資源可以給予病患充足的照護，尤其對於較輕微失能的患者而言，對於由行動復健車所提供的服務也較為不需要利用。

3. 潛在進入者的威脅

高雄市醫療資源豐厚，醫療機構設立林立，例如：高雄榮民總醫院，高雄長庚醫院、阮綜合醫院等，且隨著社會人口平均年齡逐漸偏高，易罹患中風的風險也相對成長，可以見得未來復健產業擁有好的前景與機會，亦因此其他相同產業，皆有加入此產業的想法與計畫。此外，行動復健車之模型架構易受同業複製模仿，尤其公立醫療機構與私立體系醫療機構皆擁有豐厚資源，因此進入此市場之障礙較為偏低，只要業務範圍重疊的同業，皆有能力與機會仿效，便可輕易進入此市場。整合上述意見，可說明潛在進入者的威脅較為高。

4. 顧客的議價能力

在復健的服務項目裡，使用的儀器種類及方法非常的多，其所達目的也不一，但由於部分項目因為有健保給付，所以價格變動幅度不大，少部分未給付之項目，也因市場競爭激烈，價格波動也不高，所以消費者的議價能力較低，但若提供之服務品質與價格不對等，仍會影響顧客使用服務的願意。

5. 供應商的議價能力

雖然儀器設備在大批採購的情況下，可壓低成本使供應商的議價能力降低，但是本計畫案預定擴增之行動復健車為額外採購之項目，乃在原復健科設備已添購完畢後情況下購置，故供應商的議價能力高，但是採購屬單一採購，且儀器設備可列為固定資產，故此部分影響不大。

六、財務可行性分析

本計畫擬分為成本結構分析與損益兩平分析進行探討。其中，成本結構分析主要目的在於藉由各專家討論，依據服務模式支各項作業進行拆解，取得可能的規劃成本項目。損益兩平分析則由研究者進一步依據成本結構分析結果，試算說明合理的服務量與定價等。

（一）成本結構分析

　　成本結構依據作業基礎進行分析，經各專家討論歸納於各項成本名目。成本名目如表 6-5 所示。

表 6-5　成本結構分析表

服務	項目	數量	單價	總成本
整合式行動復健服務	人事費			800,000
	醫師成本分攤	2	120,000	240,000
	復健人員成本分攤	10	50,000	500,000
	行政人員成本分攤	2	30,000	60,000
	營運費用			2,703,929
	移動中心設置成本分攤	1	71,429	71,429
	耗材	4,750	300	142,5000
	儀器設備	5	150,000	750,000
	業務費	1	150,000	150,000
	聯絡費	1	47,500	47,500
	交通成本	20	3,000	60,000
	管理成本	1	200,000	200,000
總計				3,503,929

　　本專案成本屬性包含變動成本、半變動成本與固定成本三類，因變動成本為隨著業務量增減而有所改變，在此本計畫預估服務量，平均每月為 4,750 人次進行預估，經各專家討論後，相關成本結構說明如下：

1. **人事費**

　　該成本項目屬於半變動成本，總計 800,000 元／月。

(1) 醫師成本攤提，計 240,000 元／月，預估每月需醫師 2 人。

(2) 復健人員成本分攤，計 500,000 元／月，預估每月需復健人員 10 人完成服務，當整個服務過程完成時，乃進行分攤。共計 500,000 元／月。

(3) 行政人員成本分攤，計 60,000 元／月，預估每月需行政人員 2 人。

2. 營運費用

　　包含儀器設備、業務費、聯絡費與管理成本等項目，各成本項目屬性描述如下，總計 2,703,929 元／月。

　　(1) 移動中心設置成本分攤，該項目為固定成本，一套行動復健中心建置成本為 600 萬元，按 5+2 年攤提成本，年中剩餘價值為 100 萬元。

　　(2) 耗材為變動成本，平均每月為 4,750 人次進行預估，每人每月費用為 300 元／人月，共計 142,5000 元／月。

　　(3) 儀器設備攤提的部分，該項目為固定成本。治療儀器以 15 萬進行估計，按 5+2 年攤提成本，年終剩餘價值為 125,000 元。

　　(4) 業務費的部分，為變動成本。預估設備維護等，共計 150,000 元／月。

　　(5) 聯絡費：該項目為變動成本。初期以加入本中心之會員作為服務量估計，每位會員每月聯絡費為 10 元／人月，共計 47,500 元／月。

　　(6) 交通成本：該項目為半變動成本。初期每月共計 60,000 元／月。

　　(7) 管理費用：該項目為半變動成本。初期每月共計 200,000 元／月。

（二）損益平衡分析

　　成本結構中，為求便於了解，以每月 4,750 人次進行推估，每月總成本預計為 3,503,929 元／月。若進行財務分析則必須將成本結構按成本屬性進行劃分，以利探討。經重新歸類，結果如下表 6-6 所示。其中，變動成本預估每人次為 5,310 元固定成本（假設半變動成本歸類為固定成本），則可得每月 3,835,358 元。

　　分析結果如下：

1. 每月最適業務量：經損益平衡分析結果，在固定成本為 3,835,358 元／月，變動成本為 5,310 元／月的前提下，假設定價為 1,000 元，則最適業務量為 890 人次。

2. 經成本結構分析與損益平衡分析，目前在服務模式的部分，以此成本結構為基礎，最適合的服務量應為 890 人次，應可由高雄地區所有單一機構獨力經營。

表 6-6　成本結構表（按成本屬性劃分）

成本屬性	單價
變動成本 [1]	
耗材	300 元
業務費	5,000 元
聯絡費	10 元
固定成本 [2]	
人事費	800,000 元
儀器設備	71,429 元
移動中心攤提	2703,929 元
管理成本	200,000 元
交通成本	60,000 元

註 1：元／次。　註 2：元／月。

6-3 專案推動計畫

一、預定時程進度

工作項目＼進度	105年 9	10	11	12	1	2	3	4	106年 5	6	7	8	9	10	11	12	107年 1	2	3	4	5	6	7	8
A.經營管理（整合式行動復建中心）																								
A1.整合式行動復建中心設立	─	─	─	A11																				
A1-1.建立組織章程	─	─	─	A111																				
A1-2.人員編組	─	─	─	A112																				
A2.異業合作推動				─	─	─	─	─	A21											─	─	A22		
A2-1.合作廠商招募				─	─	─	─	─	─	A211										─	─	A221		
A2-2.擬訂並簽立合作意願書				─	─	─	─	─	─	A212										─	─	A222		
A3. 評估與推廣																	─	─	─	─	─	─	─	A31
A3-1.執行成效評估																						─	A311 / A312	
A3-2.會員推廣																						─	─	A321
B.服務作業（服務群）																								
B1.服務團隊建構	─	─	─	─	─	─	─	─	B11															
B1-1.服務手冊建立	─	─	─	─	─	B111																		
B1-2.服務人員甄選					─	─	─	─	B121															
B1-3.服務人員訓練							─	─	B131															
B2.相關服務推動									─	─	─	─	─	─	─	─	─	─	─	─	─	B21		
B2-1.會員甄選									─	─	B211	─	─	─	B212									
B2-2.服務正式運行作													─	B221	─	─	─	─	─	─	─	B222		
C.行動復建中心裝置開發（科技群）																								
C1.技術轉移與裝置測試	─	─	─	─	─	C11																		
C1-1.行動復建中心雛形測試	─	─	─	─	─	C111																		
C1-2.技轉教育訓練	─	─	─	─	─	C121																		
C2.行動復建中心空間配置與裝置	─	─	─	─	─	─	─	─	C21															
C2-1.空間分析	─	─	C211																					
C2-2.裝置配置								─	C222															
C2-3.裝置測試							─	─	C231															
C3. 行動復建中心整合測試									─	─	─	C31												
C3-1.服務整合									─	─	C331													
C3-2.行動復建中心動線整合									─	─														
C3-3.服務平臺與服務端整合										─	─	C33												
C4.行動復建中心導入										─	─	─	─	─	C41									
C4-1.系統導入										─	C411													
C4-2.系統執行													─	─	C421									

二、預定查核點說明（依查核點編號排序）

編號	預定完成期間	項目	說明
A111	105 年 12 月	行動復健中心組織章程	包含組織成立辦法、管理機制說明與職權說明等。
A112	105 年 12 月	行動復健中心人員名冊與執掌	包含組織架構、負責成員及其執掌。
A211	105 年 12 月	合作廠商推廣說明會記錄	合作廠商推動，包含推廣說明會記錄等。
A212	106 年 06 月	同業合作意願書	陸續於舉辦之推廣說明會中，依據意願加入之廠商簽訂正式合作意願書，以作為日後共同規劃相關服務之合作認定依據。該查核點涵蓋 KPI1。
A221	107 年 06 月	推廣說明會記錄	招商合作推動，包含招商說明會記錄、計畫推廣說明會紀錄等。
A222	107 年 06 月	異業合作意願書	陸續於舉辦之招商說明會中，依據意願加入之廠商簽訂正式合作備忘錄，以作為日後共同規劃相關服務之合作認定依據。該查核點涵蓋 KPI1。
A311	107 年 08 月	醫療與財務成效評估報告	依據計畫編撰績效評估方法，針對創新產業效益與本業效益二構面進行評估分析，以作為後續改善之重要依據。該查核點涵蓋 KPI1～7，9。
A312	107 年 08 月	服務與科技成效評估報告	依據計畫編撰績效評估方法，針對服務品質與科技成效等構面之第三者委外計畫成效評估分析。該查核點涵蓋 KPI8。
A321	107 年 08 月	推廣會員名冊	包含於醫院門診示範診間推廣之參與成員入會記錄名冊與會員人數成長表。
B111	106 年 02 月	中心服務人員服務手冊	依據規劃案內容，成立營運團隊，並設計中心服務人員之服務手冊，以為培訓新進人力及修訂工作內容之主要依據。
B131	106 年 05 月	服務人員教育訓練記錄	對新進人員設計之服務教育訓練活動記錄與手冊等。

編號	預定完成期間	項目	說明
B211	106 年 08 月	會員甄選條件規格書	建立初期合適進入之會員特性，以作為會員招募之依據。會員特性如病患來源、疾病型態、家庭組成、年紀、經濟能力等。該查核點涵蓋 KPI3～7。
B212	106 年 12 月	甄選會員名冊	共甄選 200 名自願且符合本計畫甄選條件之病患參與計畫執行。該查核點涵蓋 KPI2。
B221	106 年 11 月	照護網服務正式運作說明會	舉辦會員說明會，宣告照護網服務正式啟動運作。
B222	107 年 06 月	照護網服務推動日誌	依據工作依據工作規劃內容，包含有個案服務記錄與工作會議記錄等。
C111	106 年 02 月	行動復健中心雛形測試展示與報告	包含行動復健中心運作測試報告與雛形展示。
C121	106 年 02 月	技轉教育訓練記錄	包含行動復健中心與相關技術轉移之教育訓練活動記錄與手冊等。
C211	105 年 12 月	服務與系統分析書	依據規劃案及建置案服務流程設計，以服務開發方法產出一份服務與系統分析書，包含服務分析、系統分析、服務規格等內容。
C231	106 年 06 月	雛形展示	包含預定服務功能雛形展示。
C331	106 年 08 月	系統整合測試報告	由行動復健中心、服務者端、與醫療機構端的三方整合測試。
C411	106 年 08 月	系統導入	系統導入教育訓練紀錄，包含服務人員與會員之教育訓練操作手冊及訓練記錄。
C421	106 年 11 月	系統上線	系統上線計畫書，包含系統上線時程表，工作規劃等。該查核點涵蓋 KPI8。

三、計畫組織分工表

　　說明如下表 6-7，組織架構如圖 6-6 所示。

表 6-7　組織分工表

組織	主要工作
專案辦公室	計劃主持 計劃規劃 計劃管理 合約管理
行動復健中心	計劃專案管理 相關行政支援
服務群	病患復健計畫服務管理 生活服務管理
科技群	行動復健中心建置與布建 行動復健中心維護管理

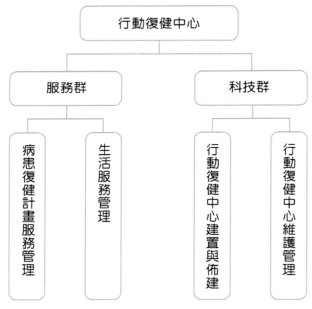

圖 6-6　組織營運結構圖

6-4　計畫效益

　　對任何機構而言，任何投資都必須帶來回報，否則就是利潤的損失。然而，對於藉助資訊科技的投入到底能夠給醫療服務帶來什麼影響與效益，這是所有機構作出資訊化與服務結合產生新服務模式之前所必須關心。關鍵績效指標(Key Performance Indicators, KPI)應用在服務 E 化上機構在建置新服務策略前先選擇相關績效指標，而在服務進行時則針對實際執行的績效加以衡量，並和原來訂定的標的比較，最終目的是達成營運管理目的。

　　有關本專案 KPI 的設計，將分成創新產業效益、本業效益與中風病患社會成本三大構面說明，如表 6-8 所示。

表 6-8　年度預定達成目標值(KPI)

			目標值			操作型定義
	指標		105	106	107	
計畫效益（一）量化效益 KPI	創新產業效益	1. 產業規模（份數）	5	8	15	參與廠商合約書與意向書總數
	本業效益 財務面	2. 預期服務量（人數）	-	200	1000	推估潛在服務會員數
	品質面	3. 非預期回診率(%)	-	12%	7%	非預期回診數÷總看診數
		4. 再次中風率（>65 歲）(%)	-	15%	10%	65 歲以上二次中風人數÷服務人口數
		5. 健康生活品質（分）	-	65	80	利用 SF-12 量表施測。0-100 分。
		6. 急性中風治療率(%)	-	10%	15%	個案診斷急性中風÷總個案數
		7. 服務滿意度（分）	-	60	90	以滿意度量表施測。0-100 分。
	技術面	8. 回應時間滿意度（分）	-	60	90	以滿意度量表施測。0-100 分。
計畫效益（二）非量化效益 KPI	9. 社會成本： 　叙述：本計畫對於降低中風病患社會成本之影響（包含直接成本與間接成本之推估）。利用個案次級資料進行彙總分析。					

問題與討論

1. 撰寫一份實務專題內容時，該呈現的內容單元應包含哪些？

2. 試說明「腦中風後復健服務模式現況(As-is)」存在哪些問題。

3. 試說明「整合式行動復健網絡(To-be)」包含哪些內容。

4. 試論述該如何進行「市場需求推估」。

5. 試論述一份創新實務專題該如何進行「可行性分析」。

參考文獻

全民健康保險署（2016 年 6 月 9 日）。全民健康保險提升急性後期照護品質試辦計畫。取自：http://www.nhi.gov.tw/Resource/webdata/25893_2_103 1226%e6%80%a5%e6%80%a7%e5%be%8c%e6%9c%9f%e7%85%a7%e8%ad %b7%e8%a8%88%e7%95%ab_%e5%85%ac%e5%91%8a.pdf。

吳淑娟、張育嘉、葉德豐、張廷宇、呂偉僑、黃建財、林川雄、黃麗玲（2012）。影響腦中風患者使用居家復健服務相關因素之探討。**台灣復健醫學雜誌**，40(3)，147-159。

高雄市政府民政局（2016 年 6 月 25 日）。高雄市年終靜態人口統計報表。取自：http://cabu.kcg.gov.tw/Web/StatRptsFileList.aspx?catId=77b7174e-f379-49ec-b2fd-2b42abf650ca。

楊惠真、鄭讚源、林四海、方志琳、丁增輝(2011)。不同照顧場所之中風失能老人復健照護利用及其長期照護政策意涵。**健康管理學刊**，9(1)，1-16。

衛生福利部（2016 年 6 月 5 日）。民國 103 年死因統計結果分析。取自：http://www.mohw.gov.tw/CHT/DOS/DisplayStatisticFile.aspx?d=49775&s=1。

衛生福利部國民健康署(2011)。臺灣地區中老年身心社會生活狀況長期追蹤（第七次）調查。取自：http://www.hpa.gov.tw/bhpnet/Portal/File/ThemeDocFile/200712270553271307/%E6%88%90%E6%9E%9C%E5%A0%B1%E5%91 %8A%E2%80%94%E6%B0%91%E5%9C%8B100%E5%B9%B4%E5%8F%B0 %E7%81%A3%E5%9C%B0%E5%8D%80%E4%B8%AD%E8%80%81%E5%B 9%B4%E8%BA%AB%E5%BF%83%E7%A4%BE%E6%9C%83%E7%94%9F% E6%B4%BB%E7%8B%80%E6%B3%81%E9%95%B7%E6%9C%9F%E8%BF %BD%E8%B9%A4(%E7%AC%AC7%E6%AC%A1)%E8%AA%BF%E6%9F% A5.pdf（2016/06/10）。

衛生福利部統計處（2016 年 6 月 14 日）。103 年度死因統計年報。取自：http://www.mohw.gov.tw/CHT/DOS/Statistic.aspx?f_list_no=312&fod_list_no= 5487。

Beatty SE, Ferrell ME. (1998). Impulse buying: Modeling its precursors. *J retailing*,*74(2)*, 169-191.

Chen LK, Chen YM, Hwang SJ et al. (2010). Effectiveness of community hospital-based post-acute care on functional recovery and 12-month mortality in older patients. *Ann Med, 42(8)*, 630-6.

Chen TT, Chen CP, Kuang SH, Wang V. (2016). Patient-and Hospital-Level Determinants of Rehabilitation for In-Patient Stroke Care: An Observation Analysis. *Medicine, 95(19)*, e3620.

Chou MY, Liang CK, Lin YT, Chen LK, Peng LN, Liu LK, ... & Tu MS. (2012). Screening postacute care needs of hospital inpatients in Taiwan: A hospital-based study. *J　Clin Gerontology and Geriatrics*,*3(4)*, 132-135.

Hu HH, Chu FL, Chiang BN, Lan C, Sheng WY, Lo YK, ... & Luk YO. (1989). Prevalence of stroke in Taiwan. *Stroke, 20(7)*, 858-863.

Hu HH, Sheng WY, Chu FL, Lan CF, Chiang BN. (1992). Incidence of stroke in Taiwan. *Stroke, 23(9)*, 1237-1241.

Huang ZS, Chiang TL, Lee TK. (1997). Stroke Prevalence in Taiwan Findings From the 1994 National Health Interview Survey. *Stroke, 28(8)*, 1579-1584.

Lee HC, Chang KC, Lan CF, Hong CT, Huang YC, Chang ML. Factors associated with prolonged hospital stay for acute stroke in Taiwan. *Acta Neurol Taiwan 2008;17(1)*,17-25.

Lee WJ, Cheng YY, Liu CY, Peng LN, Liu LK, Chen LK. (2012). Dose-dependent effect of rehabilitation in functional recovery of older patients in the post-acute care unit. *Archi gerontology and geriatrics, 54(3)*, e290-e293.

Lee YS, Lin CS, Jseng YH, Luo TW, Hung PJ, Wu MC, Tang YJ. (2012). Predictive factors for patients discharged after participating in a post-acute care program. *J　Clin Gerontology and Geriatrics*, 3(1), 25-28.

Schretzman D. (2001). Acute ischemic stroke. *Dimensions Critical Care Nursing, 20(2)*, 14-21.

Van der Worp HB, Van Gijn J. (2007). Acute ischemic stroke. *N Eng J Med, 357(6)*, 572-579.

New Wun Ching Developmental Publishing Co., Ltd.

New Age · New Choice · The Best Selected Educational Publications — NEW WCDP

新文京開發出版股份有限公司

新世紀 · 新視野 · 新文京 — 精選教科書 · 考試用書 · 專業參考書